护理技术理论与实践

姚飞 著

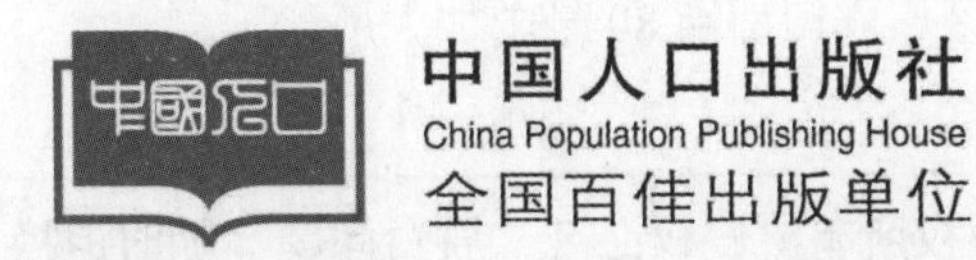

中国人口出版社
China Population Publishing House
全国百佳出版单位

图书在版编目（CIP）数据

护理技术理论与实践 / 姚飞著. -- 北京 : 中国人
口出版社, 2021.9
ISBN 978-7-5101-7997-6

Ⅰ. ①护… Ⅱ. ①姚… Ⅲ. ①护理学 Ⅳ. ①R47

中国版本图书馆 CIP 数据核字（2021）第 179624 号

护理技术理论与实践

HULI JISHU LILUN YU SHIJIAN

姚飞 著

责任编辑 姜淑芳
装帧设计 孙瑶都
责任印制 林鑫 王艳茹
出版发行 中国人口出版社
印 刷 济南文达印务有限公司
开 本 787 毫米×1092 毫米 1/16
印 张 8
字 数 150 千字
版 次 2021 年 9 月第 1 版
印 次 2021 年 9 月第 1 次印刷
书 号 ISBN 978-7-5101-7997-6
定 价 70.00 元

网 址 www. rkcbs.com.cn
电子信箱 rkcbs@126.com
总编室电话 （010）83519392
发行部电话 （010）83510481
传 真 （010）83538190
地 址 北京市西城区广安门南街 80 号中加大厦
邮政编码 100054

前　言

临床护理是一门技术性很强的综合性应用学科，护理工作是卫生健康事业的重要组成部分，广大临床护理人员是“健康中国”建设的中坚力量。随着国民生活水平的提高，科学技术的飞速发展和医学科学的不断进步，护理学科的内涵也不断扩展，新观点、新技术和新方法不断涌现，护理学也已发展成为一级学科。

中国医疗体制改革的深入推进为护理事业发展带来了新的机遇和挑战，护理工作要始终坚持“以患者为中心，以患者满意”为目标，用优质的护理满足人民群众多样化、多层次的健康服务需求，这对广大护理人员也提出了更高的要求。在临床中，护理工作与患者接触最密切、最广泛。从患者门诊就医，到入院指导、手术治疗、康复训练、健康教育、心理疏导，直到患者出院，护理工作贯穿全程，其质量优劣直接影响患者的满意度。护理人员不仅要掌握扎实的医学护理基础知识、熟练的专业技能和规范的技术操作，还要用较高的专业水平和职业素养来体现护理的价值和作用。

在本书编写过程中，我们得到了各级领导的重视和支持，以及各位专家的指导和帮助，对此我们表示衷心地感谢。但因时间仓促和水平所限，疏漏或不足之处在所难免，敬请各位护理界同仁及读者提出宝贵意见，不胜感激!

编委会

目　录

第一章　颅脑疾病患者的护理

第一节　颅内压增高

颅内压（intracranial pressure，ICP）是指颅腔内容物对颅腔壁所产生的压力，一般通过侧卧位腰椎穿刺或直接脑室穿刺来测定颅内压，成人正常值为0.7~2.0kPa（70~200mmH_2O），儿童为0.5~1.0kPa（50~100mmH_2O）。颅腔内容物包括脑组织、脑脊液和血液，三者与颅腔容积相适应，使颅内保持一定的压力。当颅腔内容物的体积增加或颅腔容积缩小超过颅腔可代偿的范围，使颅内压持续高于2.0kpa（200mmH_2O），并出现头痛、呕吐和视盘水肿三大症状时，即称为颅内压增高（intracranialhypertension）。颅内压增高是许多颅脑疾病都可以出现的临床综合征，如不及时解除引起颅内压增高的病因，不及时采取降低颅内压力的措施，往往导致脑疝而危及患者生命。

一、护理评估

（一）健康史

1.颅腔内容物体积或量增加

（1）脑体积增加

脑体积增加最常见的原因为脑水肿，如缺血缺氧性脑水肿、细胞中毒性脑水肿、损伤及炎症引起的脑水肿等。

（2）脑脊液增多

脑脊液分泌过多、吸收减少或脑脊液循环受阻等引起脑积液。

（3）脑血流量增加

二氧化碳蓄积、丘脑下部或脑干部位手术刺激等使脑血管扩张导致脑血流量持续增加。

2.颅腔容积减小

使颅腔容积变小的主要原因是颅内占位性病变，如颅内血肿、脑肿瘤、脑脓肿等；另外有先天因素，如狭颅症、尖颅症、颅底凹陷症等。

（二）身体状况

1.头痛

头痛是颅内高压的常见症状，多在前额及双颞，初时较轻，以后呈持续性阵发性加剧，用力、咳嗽、喷嚏、排便等可使头痛加重。

2.呕吐

呕吐不如头痛常见，但可能成为慢性颅内压增高患者的唯一的主诉。其典型表现为喷射性呕吐，与饮食关系不大而与头痛剧烈程度有关。

3.视神经乳头水肿

是颅内压增高最客观的重要体征，虽然有典型的眼底表现，但患者多无明显自觉症状，一般只有一过性视力模糊，色觉异常，或有短暂的视力丧失。这些视觉症状只持续数秒，少数可达 30 秒左右，称为弱视发作。持续视神经乳头水肿，可导致视神经萎缩，造成不可恢复的失明。

临床上通常将头痛、呕吐、视神经乳头水肿称为颅内压增高“三主征”，是颅内压增高的典型表现。

4.意识障碍及生命体征变化

急性颅内压增高常有明显的进行性意识障碍甚至昏迷；慢性颅内压增高的患者往往神志淡漠、反应迟钝。同时，患者还可伴有其他生命体征变化，早期出现 Cushing 综合征，即血压升高、脉压增大、脉搏缓慢、呼吸深慢（两慢一高）等。晚期失代偿时出现血压下降、脉搏快而弱呼吸表浅，最终因呼吸、循环衰竭而死亡。

5.其他症状和体征

可有头昏、耳鸣烦躁不安嗜睡、癫痫发作、复视等。婴幼儿颅内压增高可见头皮静脉怒张、囟门饱满、张力增高和骨缝分离。

6.脑疝

是颅内压增高最危急的并发症，常见的有小脑幕切迹疝和枕骨大孔疝。

（1）小脑幕切迹疝

是小脑幕上方的颞叶海马回、沟回经小脑幕切迹移向幕下，多由一侧颞叶或大脑外侧的占位性病变所引起。因疝入的脑组织压迫中脑的大脑脚，并推挤动眼神经引起锥体束征和瞳孔变化，典型表现为：颅内压增高症状加重；进行性意识障碍；病侧瞳孔先有短暂缩小，以后逐渐扩大，对光反应迟钝或消失；病变对侧肢体运动障碍和病理反射出现。如脑疝继续发展，则出现深度昏迷，双侧瞳孔散大、对光反射消失及眼球固定，四肢全瘫，去大脑强直，生命体征严重紊乱，最后呼吸、心跳停止而死亡。

（2）枕骨大孔疝

颅内压增高时，小脑幕下的小脑扁桃体经枕骨大孔疝入到椎管内称枕骨大孔疝，又称小脑扁桃体疝。常因作腰椎穿刺放出脑脊液过快、过多或幕下占位性病变引起。临床表现缺乏特征性，容易被误诊，常表现为后枕部疼痛，颈项强直或强迫体位，频繁呕吐，肌张力减退，四肢呈弛缓性瘫痪，呼吸和循环系统障碍，瞳孔忽大忽小，生命体征紊乱出现较早而意识障碍出现较晚。当延髓呼吸中枢受压时，常突然呼吸停止而导致死亡。

（三）辅助检查

1.影像学检查

CT 是诊断颅内占位性病变的首选检查，CT 和 MRI 检查均能作出较准确的定位和定性诊断。脑血管造影（DSA）对脑血管病变、多数颅内占位性病变有相当大的诊断价值。

2.腰椎穿刺

可直接测得颅内压，同时取脑脊液作化验。但对疑有严重颅内压增高患者，切忌盲目做腰穿检查，否则有诱发枕骨大孔疝的可能。只有在诊断为脑炎或脑膜炎和无局限性脑损害之蛛网膜下隙出血症，方可在充分准备后行腰穿检查。

（四）心理-社会状况

急性颅内压增高引起的头痛呕吐可引起患者烦躁不安、恐惧，患者及家属对疾病的认知和适应往往欠佳，因担心预后及较高的医疗费用而焦虑不安。

二、常见护理诊断/问题

1.疼痛

与颅内压增高引起的头痛或术后伤口疼痛有关。

2.有脑组织灌注无效的危险

与颅内压增高致脑血流量下降有关。

3.有体液不足的危险

与剧烈呕吐及应用脱水剂、利尿剂治疗等因素有关。

4.有受伤的危险

与意识障碍、视力下降、复视等有关。

5.潜在并发症

脑疝，与颅内压增高有关。

三、护理措施

1.一般护理

（1）体位

平卧位或抬高床头15°~30°，以利于颅内静脉回流，减轻脑水肿。昏迷患者可取侧卧位，有利于呼吸道分泌物排出，防止误吸引起吸入性肺炎或窒息。

（2）饮食与补液

神志清醒者给予低盐饮食；不能进食者，应补液治疗，成人每日输液量在1500~2000ml。其中等渗盐水不超过500ml，保持每日尿量不少于600ml，并且应控制输液速度，以防加重脑水肿。

（3）吸氧

持续或间断吸氧，有助于降低颅内压。尤其是适度的辅助过度换气可以降低 $PaCO_2$ 使脑血管收缩，减少脑血流量，降低颅内压。

（4）加强生活护理

适当保护患者，避免意外损伤。昏迷躁动不安者切忌强制约束以免患者挣扎导致颅内压增高。

2.病情观察

（1）意识状态

反映大脑皮质和脑干的功能状态，评估意识障碍的程度、持续时间和演变过程，是分析病情进展的重要指标。

（2）瞳孔改变

对比双侧瞳孔是否等大、等圆及对光反射的灵敏度。颅内压增高患者出现患侧瞳孔先小后大，对光反应迟钝或消失，应警惕小脑幕切迹疝的发生。

（3）生命体征改变

包括脉搏的频率、节律、强度、血压及脉压、呼吸的频率和幅度等。颅内压增高代偿期患者可出现“两慢一高”典型Cushing反应。

（4）肢体活动改变

小脑幕切迹疝可出现对侧肢体上神经元瘫痪，但有时因脑干被推向对侧时，对侧大脑脚受压，可引起同侧肢体瘫痪，应结合瞳孔变化及其他检查资料进行综合判断。

（5）脑疝征兆

注意观察有无脑疝发生的征象。小脑幕切迹疝先有意识、瞳孔改变和肢体运动障碍，后期出现呼吸、循环功能障碍；枕骨大孔疝的特点是突然出现呼吸、循环功能障碍，瞳孔变化和意识障碍出现得晚。

3.防止颅内压骤然升高的护理

（1）休息

保持病室安静，使患者安心静养；清醒患者不要用力坐起或提重物；稳定患者情绪，避免情绪激烈波动。

（2）保持呼吸道畅通

及时清理呼吸道分泌物和呕吐物，防止吸入气道；有舌后坠而影响呼吸者，应及时安置口（鼻）咽通气管；昏迷患者或排痰困难者，应配合医师及早行气管切开手术。

（3）避免剧烈咳嗽和用力排便

预防和及时治疗感冒，避免咳嗽；鼓励能进食者多吃富含维生素食物，促进肠蠕动，必要时给缓泻剂以防止便秘，禁止高压灌肠。

（4）控制癫痫发作

癫痫发作可加重脑缺氧和脑水肿，使颅内压骤然增高，应遵医嘱按时给予抗癫痫药物，并注意患者有无癫痫症状出现。

（5）及时处理躁动

引起躁动的原因很多，如颅内压升高、呼吸不畅、尿潴留、大便干硬，以及冷、热、饥饿等，均可引起躁动而导致颅内压骤然升高。所以当患者出现躁动时应积极找寻并处理引起躁动的原因，不盲目使用镇静剂或强制约束，适当加以保护，防止意外伤害。

4.脱水治疗的护理

首选20%甘露醇溶液250ml，在30分钟内快速静脉滴注，每日2~4次，静脉滴注后10~20分钟颅内压开始下降，维持4~6小时，可重复使用；若同时使用利尿剂，降低颅内压效果更好，如呋塞米（速尿）20~40ml，静脉推注，每日2~4次；脱水治疗期间，应准确记录出入量，并注意纠正利尿剂引起的电解质紊乱；停止使用脱水剂时，应逐渐减量或延长给药间隔，以防止颅内压反跳现象。

5.激素治疗的护理

糖皮质激素主要通过改善血脑屏障通透性，预防和治疗脑水肿，并能减少脑脊液生成，使颅内压下降。常用地塞米松5~10mg，每日1~2次静脉注射。在治疗中应注意防止并发高血糖、感染和应激性溃疡。

6.脑疝的急救与护理

立即遵医嘱快速静脉滴注20%甘露醇溶液250ml，加地塞米松10ml；保持呼吸道通畅并吸氧，呼吸功能障碍者，应气管插管进行辅助呼吸；密切观察患者呼吸、心跳、意识和瞳孔的变化；做好紧急手术的准备。

7.脑室引流的护理

严格无菌操作，妥善固定引流管并确保引流通畅，每日更换引流袋；引流管口需高于侧脑室平面10~15cm，以维持正常颅内压；每日引流量以不超过500ml为宜，观察并记录脑脊液性状和量；引流时间，开颅手术后一般放置3~4日，不宜超过7日，以免引起感染；拔管前应抬高或夹管24小时，观察有无颅内压增高现象；拔管时应先夹闭引流管，以免管内液体反流引起颅内感染。

8.冬眠低温疗法的护理

（1）环境准备

患者安置于单人病房，光线宜暗，室温18~20℃。室内备吸引器、吸氧设备、导尿设备、吸痰设备、冬眠药物、降温设备、监护设备、急救药物和器械等，并专人护理。

（2）降温方法

用药前先观察患者生命体征、意识、瞳孔情况并记录，作为治疗前后对比依据；遵医嘱给予冬眠药物，待患者进入冬眠状态后，方可进行物理降温，以免出现寒战等不良反应，减少耗氧量；降温速度以每小时下降1℃为宜，体温下降至肛温32~34℃，腋温31~33℃较为理想。体温过低可导致心律失常、低血压及凝血功能障碍等并发症。

（3）冬眠期间病情观察及护理

密切观察患者的意识、瞳孔、生命体征和神经系统征象；若患者收缩压＜100mmHg，或脉搏＞100次/分，呼吸次数减少或不规则时应及时通知医师终止冬眠疗法或更换冬眠药物。冬眠期间不宜翻身或移动体位，防止体位性低血压；液体输入量每日不超过1500ml，鼻饲饮食温度应与当时体温相同，以免影响冬眠低温效果；预防肺部及泌尿系统感染，防止冻疮和压疮。

（4）终止冬眠疗法

冬眠低温治疗时间一般为3~5日，停用冬眠低温治疗时应先停止物理降温，然后再逐步停用冬眠药物，注意保暖，让体温自然回升。

9.心理护理

及时发现患者的心理异常和行为异常，查找并去除原因，协助患者对人物、时间、地点、定向力的辨识，用爱心、细心、同情心、责任心照顾患者，帮助改善患者的心理状况。

四、健康教育

1.对疑有颅脑外伤等疾病患者，如出现原因不明的头痛症状并进行性加重时，或头部外伤后有剧烈头痛并伴有呕吐者，应及时到医院进行相关检查以明确诊断。

2.颅内压增高的患者要预防剧烈咳嗽、便秘、提重物等使颅内压骤然升高的因素，调动他们心理和躯体的潜在代偿能力，鼓励其积极参与各项治疗和功能训练，最大限度地恢复其生活能力。

第二节　颅脑损伤

颅脑损伤（head injury）是平时及战时常见的损伤，占全身损伤的15%~20%，仅次于四肢损伤，常与身体其他部位的损伤复合存在，由于可伤及中枢神经，其致残率及致死率均居首位。颅脑损伤可分为头皮损伤、颅骨损伤和脑损伤，三者可单独或合并存在。

头皮由外向内依次可以分五层：皮肤、皮下组织、帽状腱膜层、帽状腱膜下层和骨膜层。皮肤厚而致密，内含大量汗腺、皮脂腺、毛囊，具有丰富的血管，外伤时易致出血；皮下组织由致密的结缔组织和脂肪组织构成；帽状腱膜层与皮肤连接紧密，与骨膜连接疏松；帽状腱膜与骨膜层之间的疏松结缔组织为帽状腱膜下层，是颅内感染和静脉窦栓塞的途径之一。骨膜由致密结缔组织构成，在颅缝处贴附紧密，其余部位较疏松。

颅骨分为颅盖和颅底两部分，均有左右对称的骨质增厚部分。颅盖，由内、外骨板和板障构成；外板厚，内板较薄，均有骨膜覆盖，在颅骨的穹窿部，内骨膜与颅骨板结合不紧密，故颅顶部骨折时易形成硬膜外血肿。颅底被蝶骨嵴和岩骨嵴分为颅前窝、颅中窝和颅后窝。颅骨的气窦，如额窦筛窦、蝶窦及乳突气房等均近颅底，气窦内壁与颅脑膜紧贴，颅底骨折越过气窦时，相邻硬脑膜常被撕裂形成脑脊液漏，由此也可导致颅内感染的发生。

一、头皮损伤

头皮损伤是最常见的颅脑损伤，根据致伤原因和临床表现不同可分为头皮血肿、头皮裂伤和头皮撕脱伤。

（一）护理评估

1.健康史

了解患者头部有无外伤史，外力作用时间、部位、方向；评估患者受伤时当时情况、处理经过及效果等。

2.身体状况

（1）头皮血肿

头皮下血肿较小，但张力较大，有时因血肿周边组织肿胀隆起，中央部似有凹陷，易误诊为凹陷性骨折；帽状腱膜下血肿张力低，波动明显，疼痛较轻，婴幼儿巨大帽状腱膜下血肿有引起休克的可能；骨膜下血肿局限在某一颅骨范围内，张力介于头皮下血肿和帽状腱膜下血肿。

（2）头皮裂伤

头皮伤口大小，深度不一，伤及帽状腱膜层时，伤口可裂开，部分患者可有头皮缺损；由于头皮血管丰富，血管破裂后不易自行闭合，故出血量大，有引起失血性休克的可能。

（3）头皮撕脱伤

创面头皮缺失，颅骨外露，出血量大，常伴有休克。

3.心理状态

由于头皮损伤出血多，患者常表现出对伤情的紧张、恐惧和焦虑等。

4.辅助检查

X 线、CT、MRI 等检查可了解是否合并颅骨骨折和颅脑损伤。

（二）主要护理诊断及合作性问题

1.疼痛

与头皮损伤有关。

2.自我形象紊乱

与头皮撕脱伤致头发缺失有关。

3.其他

潜在并发症：感染、失血性休克。

（三）护理措施

1.头皮血肿

伤后早期给予冷敷，以减轻出血和疼痛，24~48 小时后改用热敷，以促进血肿吸收。血肿较大时，协助医师行穿刺抽血和加压包扎。

2.头皮裂伤

现场应使用无菌敷料或清洁的布单或衣物包扎伤口。患者来院后，应配合清创缝合；遵医嘱给予抗生素、TAT 等预防感染，给予止痛药物。注意有无颅骨骨折及脑损伤等合并伤的症状和体征。

3.头皮撕脱伤

（1）现场救护

现场除包扎伤口外，还应妥善保护撕脱下来的头皮，将其用无菌敷料或清洁布单包裹，装入塑料袋内，再放置于有冰块的容器中，干燥冷藏，随伤员一起送往医院。有休克者，应立即输液、止痛、给氧，运送途中应保持平稳。

（2）配合抗休克和清创

建立两条静脉通路，快速输液，补充血容量，同时做好交叉配血、备皮、药物过敏试验等各项术前准备。现场带来的撕脱下来的头皮置 4℃冰箱内存放。在纠正休克的同时，遵医嘱给予术前用药，将撕脱下来的头皮随患者一同送往手术室，争取清创后再植。

（3）预防感染

遵医嘱使用抗生素和 TAT，预防感染。

（4）观察病情

观察有无颅骨骨折、脑损伤、局部感染等征象，发现异常及时向医师汇报并配合处理。

（四）健康教育

一般清创患者回家后嘱其安置合适卧位，定时来医院换药，继续使用抗菌药物；注意观察有无剧烈头痛、呕吐等，出现异常情况应及时前往医院就诊；指导头皮缺失的患者戴假发，以改善容貌。

二、颅骨骨折

颅骨骨折（skull fracture）是指颅骨受暴力作用后出现的颅骨结构改变。多由暴力作用于头部的瞬间，使颅骨变形超过其弹性限度，而发生颅骨骨折。颅骨骨折的严重性并不在于骨折本身，而在于可能同时存在颅内血肿和脑损伤危及生命。

（一）护理评估

1.健康史

了解患者受伤过程，如暴力性质、大小、方向和着力点；受伤当时有无意识障碍及口鼻流血和流液等情况；评估患者有无脑损伤及其他并发症。

2.身体状况

（1）颅盖骨折

单纯线形骨折局部表现有疼痛、肿胀。可伴有头皮血肿、头皮裂伤，若骨折线跨越脑膜中动脉或静脉窦，则可继发硬膜外血肿并出现相应临床症状。凹陷性骨折患者着力处往往有擦伤、挫伤或挫裂伤。局部可扪及颅骨凹陷，成人多为粉碎性骨折、婴幼儿可呈乒乓球样凹陷骨折。陷入的骨片有时刺破静脉窦，造成致命性出血。有时可压迫或刺伤脑组织，如位于功能区可发生局限性癫痫、肢体瘫痪、失语等神经定位症状。

（2）颅底骨折

根据骨折部位不同，可出现相应临床表现。

1）颅前窝骨折

累及眶顶和筛骨，可有鼻出血、眶周广泛淤血斑及广泛球结膜下淤血斑（“熊猫眼”或“眼镜”征）等表现；若脑膜、骨膜均破裂，则因脑脊液经额窦或筛窦由鼻孔流出而出现脑脊液鼻漏；气体经额窦或筛窦进入颅内引起颅内积气；若筛板或是神经管骨折，可合并嗅神经或视神经损伤。

2）颅中窝骨折

若累及蝶骨和颞骨，脑脊液经蝶窦由鼻孔流出，可有鼻出血或合并脑脊液鼻漏。若累及颞骨岩部，可伴有脑脊液耳漏（鼓膜破裂）；若鼓膜完好，脑脊液则经咽鼓管流往鼻漏部出现脑脊液鼻漏。颅中窝骨折患者常合并面神经或听神经损伤。

3）颅后窝骨折

累及颞骨岩部后外侧和枕骨基底部，多在伤后2~3日有乳突和枕下部皮下瘀斑，或在咽后壁发现黏膜下淤血。偶有舌咽神经、迷走神经、副神经及舌下神经损伤。

3.心理状态

患者常因头部损伤而表现焦虑、恐惧等心理反应，对伤后的恢复缺乏信心。了解家属对疾病的认识和对患者的关心及支持程度。

4.辅助检查

（1）颅骨X线片

为颅盖骨骨折主要诊断方法。

（2）CT检查

可了解骨折类型，有无气颅征及合并脑损伤等。颅盖骨骨折的诊断主要靠颅骨X线摄片；颅底骨折X线摄片阳性率不高，主要依靠临床表现及CT检查做出诊断。

（二）主要护理诊断及合作性问题

1.疼痛

与损伤和颅内压增高有关。

2.知识缺乏

缺乏有关颅骨骨折护理和康复知识。

3.有感染的危险

与脑脊液外漏有关。

4.其他

潜在并发症：颅内出血、颅内感染、颅内压增高等。

（三）护理措施

1.病情观察

当骨折线越过脑膜中动脉沟或静脉窦，引起硬脑膜外血肿时，患者有头痛、呕吐、生命体征改变、意识障碍等颅内压增高症状；凹陷性骨折压迫脑组织有局灶症状和体征，如偏瘫、失语、视野缺损等；颅底骨折伴有脑脊液漏者，应注意有无颅内感染迹象。

2.脑脊液漏的护理

重点是预防逆行性颅内感染，具体措施有：①平卧位将床头抬高 15°~30°，将头偏向患侧。目的是借助重力作用将脑组织移向颅底，使脑膜逐渐与硬脑膜形成粘连而封闭破口，维持头高位至脑脊液漏停止 3~5 日。②每日 2 次清洁、消毒鼻前庭或外耳道，避免棉球过湿导致液体逆流颅内；在外耳道口或鼻前庭疏松放置于棉球，棉球渗湿及时更换，并记录 24 小时浸湿的棉球数，以此估计漏出的脑脊液量。③禁忌鼻腔及耳道的堵塞、冲洗和滴药；脑脊液鼻漏者，严禁经鼻腔置胃管、吸痰及鼻导管给氧。④禁忌做腰椎穿刺。

3.预防感染

开放性颅骨骨折应遵医嘱应用抗生素和破伤风抗毒素，预防感染。

4.心理护理

向患者介绍病情、治疗方法及注意的事项，取得患者的配合；指导患者正确对待损伤，消除紧张情绪。

（四）健康教育

颅底骨折患者要避免用力咳嗽、用力打喷嚏和擤鼻涕，勿挖耳、抠鼻或屏气排便，以免鼻窦或乳突气房内的空气被压入颅内，引起气颅或颅内感染。告诉门诊患者和家属若出现剧烈头痛、频繁呕吐、发热、意识模糊应及时到医院就诊。

三、脑损伤

脑损伤是指脑膜、脑组织、脑血管以及脑神经在受到外力作用后所发生的损伤。根据脑损伤发生的时间和机制可分为原发性脑损伤和继发性脑损伤，前者指暴力作用于头部立即发生的脑损伤，如脑震荡、脑挫裂伤；后者指受伤一定时间后发生的脑受损病变，主要有脑水肿和颅内血肿等。按伤后脑组织与外界是否相通，又可分为闭合性脑损伤和开放性脑损伤两类。

（一）护理评估

1.健康史

颅脑损伤通常是多种应力共同作用的结果，其损伤的程度和类型也是多种多样。应详细了解受伤的原因，如交通事故、跌倒、钝器打击和高空坠落等；外力作用部位、方向、暴力大小；注意受伤后有无意识障碍、头痛呕吐、抽搐、大小便失禁和肢体瘫痪等情况，以及现场急救过程和曾经用过何种药物。

2.身体状况

（1）脑震荡

是最常见的轻度原发性脑损伤，为一过性脑功能障碍，无明显的脑组织器质性损害。突出症状为短暂的意识障碍，可持续数秒或数分钟，一般不超过 30 秒，同时可出现皮肤苍白、出汗、血压下降、心动徐缓、呼吸微弱、肌张力减低及各种生理反射迟钝或消失。清醒后大多不能回忆受伤前及受伤当时一段时间内的情况，称逆行性遗忘或近事遗忘。神经系统检查无阳性体征，脑脊液中无红细胞，CT 检查阴性。

（2）脑挫裂伤

是常见的原发性脑损伤，包括脑挫伤及脑裂伤。好发于额极、颞极及其基底部。可造成脑组织血管破裂，常在损伤周围继发脑水肿及血肿形成，一般脑水肿反应在伤后 3~7 日内发展至高峰。在此期间易发生颅内压增高，甚至脑疝。临床表现差别较大，可有以下表现：

1）意识障碍

是脑挫裂伤最突出的临床表现。伤后立即出现昏迷，多数患者超过 30 秒，严重者可长期持续昏迷。

2）局灶症状和体征

依损伤部位和程度而有所不同。如仅伤及额、颞叶前端等“哑区”，可无神经系统缺损的表现；如伤及脑皮质功能区，可在受伤当时立即出现与受损病灶功能相应的神经功能障碍或体征，如语言中枢损伤出现失语，运动区受损则出现对侧肢体瘫痪等。

3）颅内压增高与脑疝

继发性颅内血肿或脑水肿可导致颅内压增高甚至脑疝。可使早期的意识障碍或偏瘫程度加重，或意识障碍好转后又加重。

4）生命体征变化

由于脑水肿和颅内出血引起颅内压增高，患者可出现血压升高、脉搏缓慢、呼吸深而慢，严重者呼吸、循环功能衰竭。伴有下丘脑损伤者，可出现持续高热。

（3）颅内血肿

是颅脑损伤中最多见、最危险，又是可逆的继发性病变。颅内血肿的严重性在于引起颅内压增高，甚至导致脑疝，需早期及时处理。根据血肿的来源和部位分为：硬脑膜外血肿、硬脑膜下血肿、脑内血肿。其中硬脑膜下血肿最常见；按症状出现的时间可分为急性血肿（3 日内出现症状）、亚急性血肿（伤后 3 日至 3 周出现症状）、慢性血肿（伤后 3 周出现症状）。

1）硬脑膜外血肿

血肿发生于颅骨内板和硬膜之间。症状取决于血肿的部位和扩展的速度。主要表现有：①意识障碍：典型的意识障碍表现为昏迷-中间清醒期-再次昏迷。如果原发性脑损伤较严重或血肿形成较迅速，也可不出现中间清醒期。少数患者可无原发性昏迷，而在血肿形成后出现昏迷。②颅内压增高及脑疝表现：患者有头痛、恶心、剧烈呕吐等。

2）硬脑膜下血肿

出血积聚在硬脑膜下隙，多为急性和亚急性型，主要由脑挫裂伤的皮层血管破裂所致，少数是由于大脑表面回流到静脉窦的桥静脉或静脉窦本身撕裂所致。症状类似硬脑膜外血肿，脑实质损伤较重，原发性昏迷时间长，中间清醒期不明显，较早出现颅内压增高与脑疝，多在 1~3 日内进行性加重。慢性硬脑膜下血肿较少见，多见于老年人。患者可有慢性颅内压增高的表现。

3）脑内血肿

发生在脑实质内，多因脑挫裂伤导致脑实质内血管破裂引起，常与硬脑膜下血肿同时存在，临床表现与脑挫裂伤和急性硬脑膜下血肿的症状相似，以进行性加重的意识障碍为主，若血肿累及重要脑功能区，可出现偏瘫、失语、癫痫等症状。

3.辅助检查

（1）腰椎穿刺检查

颅内压和脑脊液有无出血及出血的程度。

（2）CT

是目前最常用、最有价值的检查方法，能清楚显示脑挫裂伤、颅内血肿的部位、范围和程度。

（3）X线

了解是否合并有颅骨骨折。

4.心理-社会状况

脑损伤后患者多伴有不同程度的意识障碍。受伤后患者神志清醒者，可表现为对周围事物反应淡漠，答话简单，这是一种心理防卫反应，称为“情绪休克”。随着病情的发展、颅内压的增高，患者可出现烦躁、焦虑不安、头痛、表情淡漠、嗜睡等症状。患者家属也要求尽快明确诊断，迅速稳定病情，同时也为预后和经济费用担忧。恢复期患者由于失语、偏瘫等后遗症不能顺利回归社会，给患者造成极大的心理负担，往往出现自卑甚至悲观心理。

（二）常见护理诊断/问题

1.意识障碍

与颅内压增高、脑损伤等因素有关。

2.清理呼吸道无效

与意识障碍有关。

3.营养失调：低于机体需要量

与意识障碍、脑损伤后进食障碍及高代谢状态有关。

4.有废用综合征的危险

与长期卧床、肢体不能活动有关。

5.潜在并发症

颅内压增高、脑疝、感染、压疮、肌萎缩等。

6.其他常见的护理诊断

有误吸的危险、有受伤的危险、自理能力缺陷、语言沟通障碍等。

（三）护理措施

脑损伤患者病情复杂多变，致残、致死率高，护理的目的是为脑功能的恢复创造最佳的条件，预防和治疗并发症，以保全生命，争取最完全的康复。

1.现场急救

及时正确的现场急救，不仅使当时某些致命性威胁如窒息、大出血、休克、开放性气胸等得到缓解，也为进一步治疗创造了有利条件，可以预防和减少感染，并提供确切的受伤经过。

（1）保持呼吸道通畅

颅脑损伤患者常伴有不同程度的意识障碍，正常的咳嗽反射和吞咽功能可能减弱甚至丧失，使得呼吸道分泌物不能完全、有效地清除，可误吸呕吐物、血液、脑脊液等，舌根后坠也可导致呼吸道梗阻而引起窒息。因此，保持患者呼吸道通畅尤为重要。应将患者取侧卧位或放置口咽通气道，尽快用手、嘴或吸引器清除口腔和咽部血块或呕吐物，必要时行气管插管或气管切开。

（2）妥善处理伤口

单纯头皮出血，可在清创后加压包扎；开放性颅脑损伤应剪短伤口周围头发，消毒时避免乙醇流入伤口；伤口局部不冲洗、不用药；外露的脑组织周围可用消毒纱布保护，外加干纱布适当包扎，避免局部受压。伤情许可宜将头部抬高以减少出血。可预防性进行全身抗感染治疗及注射破伤风抗毒素。

（3）防治休克

协助医师查明有无颅外部位损伤，如多发性骨折、内脏破裂、气胸等。有明显大出血或无明显外出血而表现有休克征象者应迅速建立静脉通道，补充血容量。注意保暖。

（4）做好护理记录

准确记录患者受伤经过、初期检查发现、急救处理经过及生命体征、意识、瞳孔、肢体活动等病情演变，为进一步处理提供参考依据。

2.一般护理

（1）体位

意识清醒者采取斜坡卧位，以利颅内静脉回流。深昏迷患者采取侧卧位或侧俯卧位，以利口腔分泌物排出。

（2）营养支持

昏迷患者应禁食，早期应采用胃肠外营养，从静脉输入脂肪乳剂、复方氨基酸、维生素和葡萄糖溶液等。每天静脉输液量在1500~2000ml，其中含钠电解质溶液500ml，速度不可过快。伤后3日仍不能进食者，可经鼻胃管补充。患者意识好转出现吞咽反射，肠蠕动恢复时，可经口饲喂，根据病情由温热流质、半流质、软食到普通饮食逐步过渡。无消化道出血的患者尽早采用肠内营养更有利于患者的康复。定期评估患者营养状况：体重、氮平衡、血浆蛋白、血糖，血电解质等，以便及时调整营养素的供给量和配方。

（3）预防感染，降低体温

脑损伤后，患者抵抗力低下易感染，最常见呼吸道、泌尿系或颅内感染引起体温升高，高热使机体代谢增加，加重脑组织缺氧，应及时处理。可采取降低室温，颈部、腋部和大动脉搏动处放冰袋、头部戴冰帽等降温措施。物理降温无效或有寒战时，遵医嘱给予冬眠低温疗法。

（4）躁动的护理

脑损伤后，患者可因疼痛、呼吸道不通畅、便秘、尿潴留、活动受限等多种原因引起躁动不安，须查明原因及时排除。切勿轻率给予镇静剂，以免抑制呼吸、影响病情观察。对躁动患者不可强行约束，避免因过分挣扎使颅内压进一步升高，应加床档保护并让其戴手套，防止坠床和抓伤，必要时由专人护理。同时注意观察病情变化，若突然躁动患者变安静或原来安静变躁动，常提示病情恶化。

（5）保持呼吸道通畅

及时清除口咽部的血块和呕吐物，注意吸痰。对气管切开者严格执行气管切开护理常规。保证有效吸氧，潮气量明显下降者，应采用机械辅助呼吸，监测血气分析，调整和维持正常的呼吸功能。

3.严密观察病情

严密的病情观察有利于观察治疗效果和及早发现并处理严重并发症，是颅脑损伤患者护理的重要内容。包括意识瞳孔、生命体征、神经系统体征（如偏瘫、锥体束征）。

（1）意识

最为重要，它是反映大脑皮质功能和脑干功能状态的重要指标，观察时采用相同程度的语言和痛刺激，对患者的反应作动态的分析从而判断意识的变化情况。伤后立即昏迷是原发性脑损伤；伤后清醒转为昏迷或意识障碍不断加重，是颅内压增高甚至形成脑疝的表现；躁动不安患者突然昏睡应怀疑病情加重。

（2）瞳孔

正常两侧眼睑裂大小相等，两侧瞳孔等大、等圆，对光反应灵敏。伤后立即出现一侧瞳孔散大，是原发性动眼神经损伤所致；双侧瞳孔时大时小，变化不定，对光反射消失，伴眼球运动障碍，常是脑干损伤的表现；伤后瞳孔正常，以后一侧瞳孔先缩小继之进行性散大，并且对光反射减弱或消失，是小脑幕切迹疝的眼征；双侧瞳孔散大，对光反应消失、眼球固定伴深昏迷或去大脑强直，多为临终前的表现。注意剧痛惊骇、应用药物等会影响瞳孔的状况。如应用阿托品、麻黄碱等药物可使瞳孔散大，吗啡、氯丙嗪可使瞳孔缩小，观察瞳孔时应综合考虑。有无间接对光反射可以鉴别视神经损伤与动眼神经损伤。其他还应观察有无脑脊液漏、呕吐情况等。同时注意 CT 检查结果以及颅内压监测结果。

4.昏迷的护理

（1）呼吸道护理

保持室内适宜的温度和湿度。保持口腔清洁，定时翻身、拍背和吸痰，保证呼吸道通畅，须注意清除呼吸道的分泌物及其他血污。呕吐患者防止误吸。深昏迷患者应抬起下颌，或将咽通气道放入口咽腔，以免舌根后坠阻碍呼吸。短期不能清醒者，宜行气管插管或气管切开，必要时使用呼吸机辅助呼吸。应用抗生素防治呼吸道感染。

（2）体位

头高位，以利于脑静脉回流，对减轻脑水肿有利。保持头与脊柱在同一直线上，头部过伸或过屈均会影响呼吸道通畅以及颈静脉回流，不利于降低颅内压。

（3）营养

创伤后的应激反应可产生高分解代谢，使血糖增高、乳酸堆积，后者可加重脑水肿。因此，及时、有效补充能量和蛋白质以减轻机体损耗。早期采用肠道外营养，待肠蠕动恢复后，采用肠内营养逐步代替静脉途径。患者肌张力增高或癫痫发作时，应防肠内营养液反流导致呕吐、误吸。定期评估患者营养状况以便及时调整营养素供给量和配方。

（4）活动、功能锻炼

保持四肢关节于功能位，定时翻身，预防压疮。每日 2~3 次做四肢关节被动活动及肌肉按摩预防肌肉萎缩关节活动障碍。

（5）眼睑闭合不全者

给予药膏保护眼睛，预防暴露性角膜炎。

（6）尿潴留

长期留置尿管可引起泌尿系感染。尽可能采用非导尿方法，必须导尿时，应严格无菌操作，并尽可能早地拔除尿管，一般导尿不超过 3~5 日。导尿期间应注意会阴部清洁。需长期导尿者，可考虑行耻骨上膀胱造瘘。

（7）便秘

昏迷患者发生便秘，可用缓泻剂，必要时戴手套抠出干硬粪便，禁用高压灌肠，以免加重颅内压增高而诱发脑疝。

5.用药护理

应用高渗脱水剂、利尿剂、糖皮质激素，是减轻脑水肿、降低颅内压的重要环节。观察用药后的病情变化，是医生调整应用脱水剂间隔时间的依据。脑损伤易引起癫痫，预防外伤性癫痫可用苯妥英钠100mg，每天3次。癫痫发作者给予地西泮10~20mg，静脉缓慢注射，直至抽搐停止，并坚持每天服用抗癫痫药物控制发作。保证患者情绪平稳，睡眠充足，预防意外受伤。遵医嘱使用保护脑组织和促进脑苏醒的药物，如能量合剂、神经节苷脂、胞磷胆碱等药物，有助于患者苏醒和功能恢复。应用止血药和抗生素，疼痛时给予镇静止痛药，但禁用吗啡等麻醉镇痛剂，以免抑制呼吸。

6.心理护理

受伤后患者意识清醒后，应稳定患者情绪，取得患者的理解和配合；病情稳定后神经系统功能恢复进展缓慢，应多与患者交流，耐心解答患者各种疑问，建立良好的医患关系，帮助患者树立康复的信心，鼓励坚持功能锻炼，同时取得家属的支持和配合。

7.手术前、后护理

除继续做好上述护理外，还应做好紧急手术前的常规准备。手术前2小时内剃净头发，洗净头皮，涂擦75%乙醇并用无菌巾包扎。手术后返回病室，搬运患者时动作轻稳，防止头部转动或受震荡，搬动患者前后应观察生命体征的变化情况。小脑幕上开颅手术后取健侧或仰卧位，避免切口受压；小脑幕下开颅手术后，应取侧卧或侧俯卧位。手术中常放置引流管，如脑室引流创腔引流、硬脑膜下引流等，护理时严格注意无菌操作，预防颅内逆行感染；妥善固定；保持引流通畅；观察并记录引流量和性质。严密观察意识、生命体征、瞳孔、肢体活动等情况，及时发生手术后颅内出血、感染、癫痫以及应激性溃疡等并发症。

四、健康指导

1.进行功能训练，提高生活自理能力和社会适应能力。脑损伤遗留的语言、运动或智力障碍，在伤后1~2年内有部分恢复的可能，在病情稳定后制定康复计划，耐心指导患者进行功能锻炼。

2.注意安全，防止意外。有外伤性癫痫的患者，应按时遵医嘱服用控制癫痫症状发作的药物，不能单独外出、高空作业、游泳等危险活动，外出最好有家人陪同，以防发生意外。

3.心理指导。不论损伤轻重，患者及家属均对脑损伤的恢复存在一定忧虑，担心是否能适应今后的工作，生活是否受到影响。应鼓励患者尽早自理生活，对恢复过程中出现的头痛、耳鸣、记忆力减退给予适当的解释和安慰，使其树立信心。

第三节　颅内肿瘤

颅内肿瘤（intracranial tumor）包括起源于颅内各种组织的原发性肿瘤和由身体其他部位肿瘤转移至颅内的继发性肿瘤。其总发病率在我国为4~9/10万。脑瘤可发生于任何年龄，20~45岁多见，其发病率以男稍多于女。发病部位以大脑半球最多，其次为鞍区、小脑脑桥角、小脑、脑室及脑干。成人常见的颅内肿瘤有脑胶质瘤、脑膜瘤、垂体腺、脑转移瘤及听神经瘤等；儿童则多为小脑的星形细胞瘤、小脑中线的髓母细胞瘤、第四脑室的室管膜瘤、蝶鞍部的颅咽管瘤等。

一、护理评估

（一）健康史

发病原因尚未完全阐明，可能与放射线化学毒物、外伤、病毒感染等因素有关，少部分为先天发育过程中胚胎残余组织演变而来，视网膜母细胞瘤还有家族遗传倾向。采集病史时应详细询问家族中有无类似病例，病情演变过程，做过何种检查，疗效如何等。

（二）身体状况

颅内肿瘤因病理性质、类型及所在部位不同，起病形式表现多样。大部分患者的病情进展缓慢，呈进行性加重，但颅内压增高的局灶症状与体征是其共有的表现。

1.颅内压增高

90%以上的患者可出现颅内压增高症状和体征，多呈慢性、进行性加重过程。

（1）头痛

常为渐进性并逐步加重，到晚期则为持续剧烈性头痛，甚至头痛欲裂，用一般止痛药不能缓解。

（2）呕吐

常为喷射状，与进食无关，严重者不能进食，食后即吐，这是肿瘤压迫呕吐神经中枢所致。

（3）视觉障碍

晚期患者视力减退，视野向心性缩小，最终失明。

2.局灶症状

（1）癫痫发作

可为全身性或部分性癫痫发作。

（2）意识障碍

嗜睡、反应迟钝、呆滞、昏迷等。

（3）进行性运动功能障碍

一个或多个肢体的无力、瘫痪、肌张力增高、反射亢进等。

（4）进行性感觉障碍

浅感觉障碍、深感觉及辨别觉的障碍等。

（5）各种脑神经的功能障碍

如嗅、听、视觉减退或消失，视野缺损、眼球运动障碍、面部感觉障碍、吞咽困难、舌运动障碍等。

（6）小脑症状

步态不稳、坐立不能、共济失调等。

上述症状是颅内肿瘤占位、压迫静脉和脑脊液循环通道，使脑脊液、血管、神经通道受阻，造成脑组织水肿、颅内压增高，严重者还可引起外展神经麻痹、复视、失明、头晕、猝倒、抽搐或意识障碍等。临床上可根据局灶表现判断病变部位。

（三）辅助检查

1.影像学检查

CT 和 MRI 是目前应用最广泛的定位及定性诊断方法，可清晰显示脑沟回、脑室系统和脑血管，对确定肿瘤大小、部位、脑室受压和脑组织移位、瘤周脑水肿范围有重要意义。头颅 X 线、脑血管造影亦有助于诊断。

2.腰椎穿刺和脑脊液检查

可以直接测得颅内压力，也可收集脑脊液行实验室检查。但颅内压明显增高者禁止腰穿，以免诱发脑疝。

（四）心理-社会状况

患者因颅脑肿瘤常导致残疾，甚至危及生命，或易复发而有较重心理负担，可出现焦虑、恐惧不安等心理反应。了解患者及家属对所患肿瘤的手术治疗方法、预后和手术治疗的期盼程度。

二、常见护理诊断/问题

1.自理缺陷

与肿瘤压迫导致肢体瘫痪以及开颅手术有关。

2.有受伤的危险

与神经系统功能损害导致的视力、肢体感觉运动障碍有关。

3.焦虑或恐惧

与担心手术成功或疾病预后有关。

4.潜在并发症

颅内压增高、脑疝、脑脊液漏等。

三、护理措施

1.术前护理

（1）一般护理

①体位以头高足低为佳，有利于静脉回流，减轻脑水肿。②加强生活护理，为患者提供安静、舒适的环境，保证足够的休息和睡眠；下床活动时，注意安全，防止意外伤害发生；加强皮肤护理，防止压疮出现；语言、听力、视力障碍的患者应注意加强交流，了解患者的需求并适当给予满足。③加强营养支持。指导患者均衡饮食，保证足够蛋白质和维生素的摄入；无法进食者，可采用鼻饲或胃肠外营养，维持水、电解质和酸碱平衡。

（2）癫痫发作的护理

癫痫发作时，易造成意外损伤，应限制患者活动范围，保护患者安全，及时应用抗癫痫药物。

（3）术前准备

①协助患者做好各项检查；②及时实施降低颅内压的措施；③将患者的头发剃除并消毒，做好皮肤准备；④留置导尿管，保持大便通畅，忌大量不保留灌肠，保持口腔清洁；⑤向患者家属解释手术过程及术中、术后可能出现的异常情况。

（4）心理护理

给予心理支持，使患者和其家属面对现实，耐心倾听患者诉说，减轻患者心理负担，告知患者可能采用的治疗计划及如何配合，指导家属掌握照顾患者的方法和技巧。

2.术后护理

（1）一般护理

包括术后体位安置和营养支持等。

1）术后体位

全麻未清醒患者取侧卧位；意识清楚、血压平稳者取头高足低位；幕上开颅术后取健侧卧位，否则可引起脑、脑干移位而危及生命；体积较大的肿瘤切除术后，24 小时内手术区应保持高位；搬动患者或为患者翻身时。应有人扶持头部使头颈部成一条直线，防止头颈部过度扭曲或震动。

2）营养支持

一般颅脑手术后第 1 日即可进流食，第 2~3 日给半流质饮食，以后逐渐过渡到普通饮食。较大的颅脑手术或全麻术后伴恶心、呕吐或消化道功能紊乱者，应禁食 1~2 日。颅后窝手术或听神经瘤手术后应禁饮食，采用鼻饲补给营养，待吞咽功能恢复后逐渐练习进食，鼻饲后勿立即搬动患者以免诱发呕吐和误吸。昏迷患者经鼻饲供给营养，必要时应用全胃肠外营养。颅脑手术后均有脑水肿反应，应当适当控制输液量，每日以 1500~2000ml 为宜，定期监测电解质、血气分析，记录 24 小时液体出入量，维持水、电解质和酸碱平衡。

（2）病情观察

观察生命体征、意识状态、瞳孔、肢体活动状况，尤其注意颅内压增高症状的评估。术后 3~7 日是脑水肿高峰期，应遵医嘱准确使用脱水治疗；观察切口敷料有无脱落，被渗液湿透的敷料需及时更换；保持敷料及切口周围干燥，避免切口感染。观察有无脑脊液漏出，一旦发现异常情况，应及时通知医师。

（3）保持呼吸道通畅

及时清除呼吸道分泌物和口腔呕吐物，必要时进行气管插管或气管切开。

（4）疼痛护理

应了解头痛的原因、性质和程度。切口疼痛多发生在 24 小时内，一般止痛剂可奏效。颅内压增高性头痛，多发生在术后 3~4 日脑水肿高峰期。应给予脱水剂和激素等降低颅内压；保证术后患者安静，可适当应用氯丙嗪、异丙嗪或水合氯醛等镇静剂。

（5）引流管的护理

观察引流管是否牢固和有效，记录引流液量、颜色及性状，不可随意降低或抬高引流袋，术后 3~4 日血性脑脊液转清后，可考虑拔除引流管。

（6）并发症的预防和护理

颅内肿瘤术后常出现颅内血肿、切口感染、中枢性高热等并发症，需加强护理。

1）颅内出血

是颅脑手术后最危险的并发症，多发生在术后1~2日，常表现为意识障碍和颅内压增高或脑疝征象。若术后患者迅速出现颅内压增高征象，应及时报告医师并做好再次手术准备。

2）术后感染

切口感染常发生于术后3~5日，表现为切口疼痛、红肿、压痛及皮下积液。肺部感染常发生于术后1周左右。防治措施为严格无菌操作，加强营养和基础护理及使用抗生素等。

3）中枢性高热

脑干或下丘脑病变可引起中枢性高热，多出现于术后12~48小时，体温高达40℃以上，一般物理降温效果较差，需采用冬眠疗法。

4）尿崩症

垂体瘤手术累及下丘脑而影响血管升压素分泌，患者出现多尿、多饮、口渴，每日尿量＞4000ml，尿比重＜1.005。在应用垂体后叶素治疗时，需及时观察和准确记录每小时尿量，根据尿量调节用药的剂量。尿量增多期间，需注意补钾，定期监测血电解质。

5）其他并发症

如消化道出血、顽固性呃逆、癫痫发作等，应注意观察，及时发现和处理。

四、健康指导

1.病情稳定后康复训练即开始，瘫痪肢体坚持被动及主动的功能锻炼；对失语患者进行耐心的语言训练；智力减退的患者进行智力训练等；教会家属家庭护理方法，以帮助患者尽早的恢复生活自理能力和工作能力，回归社会。

2.提醒颅内肿瘤术后出现癫痫的患者应按时遵医嘱服用控制癫痫症状发作的药物，不能单独外出、高空作业、游泳等危险活动，外出最好有家人陪同，以防发生意外。

3.去骨板减压的患者外出时需戴安全帽，以防意外事故挤压减压窗。

4.观察有无肿瘤复发及放疗后出现脑坏死的情况，如出现颅内压增高和神经系统定位症状，应及时就诊。

第四节　脑卒中

脑卒中是指由各种原因引起的脑血管疾病急性发作，造成脑的供血动脉狭窄或闭塞以及非外伤性的脑实质性出血，并引起一过性或永久性脑功能障碍的症状和体征。临床上分为缺血性卒中和出血性卒中两大类，前者多见。据统计，我国每年脑卒中患者达 200 万。发病率高达 120/10 万。由于脑卒中病情重，变化快，致残致死率均高。脑卒中的预防比治疗更为重要，部分脑卒中患者需要外科治疗。

一、护理评估

（一）健康史

脑卒中的发生多是一种或多种危险因素作用的结果，常在诱因的刺激下突然发病。脑卒中的危险因素有高血压病、糖尿病、心脏疾病、血脂代谢紊乱、短暂性脑缺血发作、吸烟与酗酒、血液流变学紊乱、肥胖等，另外有年龄和性别因素；引起脑卒中的常见诱因包括情绪激动、饮酒过量、慢性咳嗽便秘、气温过高或过低等。

（二）身体状况

1.缺血性卒中

指脑梗死性或栓塞性疾病，占脑卒中的 60%~70%。根据脑动脉狭窄和闭塞后神经功能障碍的轻重和症状的持续时间，分为以下三种类型：

（1）短暂性脑缺血发作（TIA）

神经功能障碍持续时间不超过 24 小时，表现为突然发作的单侧肢体无力、感觉麻木、一过性失明、失语等，多无意识障碍。症状可反复发作，自行缓解，大多不留后遗症。

（2）可逆性缺血性神经功能障碍

临床表现似 TIA，但神经功能障碍症状持续时间超过 24 小时，可达数天，也可完全恢复。

（3）完全性卒中

症状较上述两种类型严重，常伴有不同程度的昏迷，神经功能障碍长时间不能恢复。

2.出血性卒中

各种原因引起的脑实质内出血。多见于 50 岁以上，有多年高血压及动脉粥样硬化的患者。

表现为突然出现的意识障碍、偏瘫；重症者可出现昏迷、完全性瘫痪。

（三）辅助检查

主要为影像学检查，可发现病变的部位、性质、范围及程度。急性脑出血首选 CT，发作 24~48 小时后，CT 可显示缺血病灶；MRI 可提示动脉系统的狭窄和闭塞；颈动脉 B 超检查和经颅多普勒超声探测亦有助于诊断。

（四）心理-社会状况

患者及家属面对突然发生的生理功能障碍或丧失，甚至危及生命，常会产生严重的焦虑、恐惧、悲观甚至绝望等心理反应。

二、常见护理诊断/问题

1.躯体移动障碍

与脑组织缺血或脑出血引起肢体功能障碍有关。

2.焦虑和恐惧

与担心疾病或手术预后有关。

3.疼痛

与颅内压增高或开颅手术有关。

4.潜在并发症

颅内压增高、脑脊液漏、颅内出血、感染、癫痫等。

三、护理措施

1.术前护理

（1）心理护理

多与患者交流与沟通，耐心解答患者及家属提出的疑问，建立良好的医患关系。可根据患者文化程度介绍疾病相关的知识，指导患者合理用药、平衡营养、康复技能训练等。及时发现引起情绪或心理变化的诱因，对症实施心理疏导从而建立起与疾病作斗争的信心和勇气。

（2）常规术前准备

手术前继续进行内科治疗的护理，做好手术前的常规准备，按规定备皮，严密观察病情，遵医嘱使用脱水剂等药物，预防脑疝发生。

2.术后护理

（1）加强生活护理，防止意外

吞咽困难者，进食时应避免食物误入气管导致气管梗阻或肺部感染；肢体无力或偏瘫者需加强生活照料，防止坠床或跌、碰伤；面瘫患者进食时食物易残留于麻痹侧口颊部，口腔清洁时应彻底清洁该侧颊部黏膜；及时了解患者需要并给予满足。

（2）有效缓解疼痛

术后患者若诉头痛，应了解和分析头痛的原因、性质和程度，然后对症处理和护理。

（3）防治并发症

1）脑脊液漏

注意观察切口敷料及引流情况。一旦发现有脑脊液漏，应及时通知医师。协助患者取半卧位、抬高头部以减少漏液，为防颅内感染可使用无菌绷带包扎头部，枕上垫无菌治疗巾并及时更换，定时观察有无浸湿，并估计渗液量。

2）出血

是脑手术后最危险的并发症，多发生于在术后24~48小时。患者往往有意识改变，表现为意识清醒后又逐渐嗜睡、反应迟钝甚至昏迷。术后应严密观察，避免升高颅内压的因素，一旦发现患者有颅内出血征象，应及时报告医师，并做好再次手术止血的准备。

3）感染

常见的感染有切口感染、脑膜脑炎及肺部感染。应严格各项无菌操作，加强营养，并常规使用抗菌药。密切观察患者早期感染征兆，一旦出现体温升高，白细胞总数和粒细胞分类计数升高，切口红、肿、疼痛，咳嗽、咳痰等表现，应选择敏感抗生素或根据药敏实验结果进行抗感染治疗。

四、健康指导

1.积极治疗原发疾病，如高血压、糖尿病、冠状动脉粥样硬化性心脏病等，高血压患者应注意天气变化，将血压控制在理想水平。

2.纠正不良生活习惯，戒烟、戒酒。保持心态平和乐观，避免情绪激动、慢性咳嗽、便秘等易引起脑卒中的危险因素。

3.出血性脑卒中有再出血的危险，一旦发现应及时就诊。

4.病情稳定后尽早开始康复训练，可根据患者情况进行运动、感觉功能锻炼、智能康复训练及中医疗法的护理等。

第二章　颈部疾病患者的护理

第一节　甲状腺功能亢进症

甲状腺功能亢进症，简称甲亢，是各种原因导致循环血液中甲状腺素异常增高，引起机体分解代谢亢进为主要特征的疾病的总称。可分为：①原发性甲亢：最常见，好发于20~40岁的女性，甲状腺呈对称性弥漫性肿大，常有眼球突出，又称为“突眼性甲亢”。②继发性甲亢：较少见，多发于40岁以上，在结节性甲状腺肿的基础上，逐渐出现甲状腺功能亢进症状，甲状腺多呈结节性肿大、不对称，一般无突眼，易出现心脏损害。③高功能腺瘤：少见，指甲状腺内有单个不受脑垂体控制的具有自主高分泌功能的结节，瘤体周围的正常甲状腺组织受压呈萎缩改变，无突眼。

一、护理评估

1.健康史

原发性甲亢的原因迄今尚未完全明确，近年研究证实是一种自身免疫性疾病。发病是由于患者血液中存在两种刺激甲状腺的自身抗体，即长效甲状腺刺激素（LATS）和甲状腺刺激免疫球蛋白（TSI），二者都能抑制促甲状腺激素（TSH），且与TSH受体结合后，刺激甲状腺上皮细胞增生并大量合成和分泌甲状腺素。另外，精神刺激、病毒感染、过度劳累或严重应激反应等因素对其发病也有着重要的影响。

2.身体状况

（1）甲状腺激素分泌过多症候群

因T_3、T_4分泌过多和交感神经兴奋性增高，患者可出现高代谢症候群和各系统功能受累，主要表现为情急躁、容易激动，失眠，手震颤，怕热、多汗、皮肤潮湿、乏力、易疲劳等；食欲亢进但体重减轻，肠蠕动亢进和腹泻；心悸，脉快有力（常在100次/分以上，休息和睡眠时仍快），脉压增大（常超过40mmHg，主要是收缩压升高）；可有月经失调、不孕、早产或阳痿以及肢体近端肌萎缩等，极个别患者伴有局限性胫前黏液性水肿。

（2）甲状腺肿大

多数患者有不同程度的弥漫性、对称性甲状腺肿大，肿大程度与症状轻重无明显关系。因腺体内血管扩张、血流加速，左、右叶上、下极或扪及震颤感和闻及血管杂音。

（3）眼征

主要是突眼。典型者双眼球突出睑裂增宽。严重者眼球向前突出、瞬目减少、上眼睑挛缩、睑裂增宽；向前平视时，角膜上缘外露；向上看物时，前额皮肤不能皱起；看近物时，眼球辐辏不良；可伴眼睑肿胀肥厚、结膜充血水肿等。

3.辅助检查

（1）基础代谢率测定

需在完全安静和空腹的条件下进行测定，一般在清晨空腹静卧时反复测定，可根据脉压和脉率按公式计算：基础代谢率（%）=（脉率+脉压）－111。正常值为±10%，20%~30%为轻度甲亢，30%~60%为中度甲亢，60%以上为重度甲亢。

（2）甲状腺摄 ^{131}I 率测定

正常甲状腺 24 小时内摄取的 ^{131}I 量为总入量的 30%~40%。如果 2 小时内甲状腺摄 ^{131}I 量超过 25%，或 24 小时内超过 50%，或吸 ^{131}I 高峰提前出现，都表示有甲亢，但不反映甲亢的严重程度。

（3）血清 T_3、T_4 含量测定

甲亢时 T_3 值的上升较早而快，可高于正常值的 4 倍左右；T_4 上升则较迟缓，仅高于正常的 2.5 倍，故测定 T_3 对甲亢的诊断具有较高的敏感性。

4.心理-社会状况

甲亢患者交感神经神经兴奋性增高，“神经过敏”，比一般患者更容易紧张和恐惧。容易激动，失眠，不合作。甲亢患者多为女性，甲状腺肿大或有突眼者，影响外观，自尊受损和影响社交活动。

二、常见护理诊断/问题

1.焦虑/恐惧

与交感神经兴奋性增高、“精神过敏”、对手术有顾虑等有关。

2.营养失调低于机体需要量

与甲亢所致高代谢状况有关。

3.疼痛

与手术切口、不当的体位改变、吞咽有关。

4.清理呼吸道无效

与咽喉部及气管受刺激、分泌物增多、切口疼痛有关。

5.潜在并发症

呼吸困难或窒息、喉返神经损伤、喉上神经损伤、手足抽搐、甲状腺危象、甲状腺功能低下。

三、护理措施

（一）术前护理

1.心理护理

护理人员应向患者说明手术的安全性以及必要性，消除患者的顾虑和缓解紧张的心理。过度紧张或失眠者，遵医嘱给予镇静剂。指导患者多听音乐、看书、散步等。请同室患者能体谅和容忍，限制访客，减少刺激。鼓励家属给予心理支持。

2.生活护理

保持安静休息，高枕侧卧，颈部微屈，以减轻对气管的压迫作用；给予高蛋白、高热量、高维生素的清淡易消化食物，多饮水，忌浓茶、咖啡，烟酒、辛辣等刺激性食物。对突眼患者应限制饮水，减轻眼部肿胀，闭合不全时，经常用眼药水湿润角膜，睡眠时可戴眼罩或涂抹抗生素眼膏，避免角膜伤害。

3.药物准备

为了提高甲亢患者对手术的耐受力，预防术后并发症，通常先用硫氧嘧啶等抗甲状腺药物治疗。待甲亢症状基本控制后，改服碘剂。碘剂能抑制蛋白水解酶，减少甲状腺球蛋白的分解，从而抑制甲状腺素释放，还能减少甲状腺血流量，使腺体充血减少，从而变小变硬，有利于手术进行。常用的碘剂为复方碘溶液，用法每日 3 次口服，每次 3 滴开始，逐日每次增加 1 滴至每日 3 次，每次 16 滴为止，维持至手术日。但服用碘剂不要超过 3 周。当患者情绪稳定，BMR 低于+20%，脉率稳定在 90 次/分以下，腺体缩小变硬，就应及时手术。

碘剂只能抑制甲状腺素的释放，而不抑制甲状腺素的合成。因此，凡不准备手术的患者，一律不要服用碘剂。否则突然停用，甲状腺素大量释放，甲亢症状会重新出现甚至更加严重。

用碘剂或合用抗甲状腺素药物效果不佳，未达到手术前要求的患者，可改用普萘洛尔（心得安），每 6 小时服用 20~60mg，一般在 4~7 日可达到手术前准备的要求。手术前 1~2 小时再口服 1 次。

4.其他

按颈部手术要求常规备皮；手术前不用阿托品，改用山莨菪碱（654-2）；教会患者正确深呼吸、有效咳嗽及排痰的方法；术前 12 小时禁食、4 小时禁饮；床旁准备无菌手套、拆线包、气管切开包等急救物品。

（二）术后护理

1.卧位与活动

血压平稳或全麻清醒后取半卧位，利于呼吸和引流；避免剧烈咳嗽；切口上可放置沙袋压迫止血；避免颈部屈曲、过伸或快速运动，起床时用手支持头部，以缓解伤口疼痛。

2.饮食

术后 6 小时后如无恶心、呕吐，可进少量温凉流质饮食，避免温度过高，以免加重出血。术后第 2 日开始进半流质饮食。

3.用药护理

继续服用复方碘溶液，每日 3 次，每次 16 滴开始，逐日每次减少 1 滴。至每次 3 滴时止。若术前用普萘洛尔做准备，术后继续服用 4~7 日。

4.术后并发症的预防、观察及护理

（1）呼吸困难和窒息

多发生在手术后 48 小时内，是手术后最危急的并发症。表现为进行性呼吸困难、烦躁、发绀，甚至窒息。主要原因有：①切口内出血压迫气管，最常见。②喉头水肿。③气管壁软化塌陷等。

如有上述情况，须立即急救：对血肿压迫所致者，立即剪开缝线，敞开伤口，迅速除去血肿，结扎出血的血管。若患者呼吸仍无改善，则需行气管切开、吸氧；病情好转后再送手术室做进一步处理。对喉头水肿所致者，应即刻遵医嘱应用大剂量激素，如地塞米松 30mg 静脉滴入，若呼吸困难无好转，可行环甲膜穿刺或气管切开。

（2）喉返神经损伤

主要是由于手术中喉返神经被切断、钳夹或缝扎以及血肿压迫等造成的永久性或暂时性损伤。单侧喉返神经损伤引起声音嘶哑，双侧损伤为声带麻痹、失声和严重呼吸困难，甚至窒息，多需立即作气管切开。一侧喉返神经损伤，可因对侧代偿而好转；双侧损伤则需要手术修补。

（3）喉上神经损伤

主要是由于手术中损伤、瘢痕压迫、牵拉所致。喉上神经分内、外两支，内支损伤后喉黏膜感觉消失，进食时容易发生误咽、呛咳；外支损伤后环甲肌麻痹，声带松弛，表现为说话费力，音调降低。一般经针刺理疗后症状可明显改善。

（4）手足抽搐

由于手术中切除或损伤甲状旁腺，出现低钙性手足抽搐。多于在手术后2~4日开始出现，轻症者仅有面部和手足麻木、强直感；重症者有面肌及手足的疼痛性痉挛，甚至发生喉痉挛引起呼吸困难甚至窒息。预防的关键在于手术时保留甲状腺背面部分的完整性。饮食应限制含磷较高的瘦肉、蛋黄、乳品，以免影响钙的吸收。多吃蔬菜、豆制品和海味等高钙低磷食物。治疗可口服钙片或加服维生素 D_3，双氢速固醇有提高血钙的特殊作用。抽搐发作时，立即用压舌板防止舌咬伤，并静脉注射10%葡萄糖酸钙或氯化钙10~20ml。

（5）甲状腺功能低下

因手术切除甲状腺组织过多或腺体缺血所致。患者可有畏寒、乏力、精神不振、嗜睡、食欲减退等甲状腺素分泌不足的征象，需要补充甲状腺素片。

（6）甲状腺危象

因手术前准备不充分，甲亢症状未控制就匆忙手术所致；甲亢患者受到精神创伤或感染亦可诱发。多发生在甲亢手术后12~36小时内，表现为高热、脉快而弱（＞120次/分）、烦躁不安甚至昏迷，常伴呕吐、腹泻，抢救不及时可迅速死亡。预防的关键是充分而完善的术前准备。一旦发生，及时吸氧、物理降温、静脉大量输入葡萄糖液，并报告医生，遵医嘱给予碘剂、镇静剂、激素及肾上腺素能阻滞剂等药物。

四、健康指导

1.指导患者自我控制情绪，保持精神愉快、心境平和。

2.指导患者坚持长期服药，并按时按量服用，不可随意减量和停药，教会患者正确服用碘剂的方法。服用抗甲状腺药物者，每周查血象一次，每隔1~2个月做甲状腺功能测定，每日清晨卧床时自测脉搏，定期测量体重。脉搏减慢、体重增加是治疗有效的标志。

3.切口愈合前，嘱患者活动时头颈肩同时运动。头颈部制动一段时间后，可进行功能锻炼，促进颈部功能的恢复。

4.嘱患者避免感染过度劳累、严重精神刺激和创伤等甲亢危象诱因，若出现高热、伤口红肿热痛、心悸、手足震颤、抽搐、突眼加重等，及时就诊。定期复诊。

第二节　甲状腺肿瘤

甲状腺肿瘤多见于青壮年女性，可分为良性肿瘤和恶性肿瘤两类。良性肿瘤以甲状腺腺瘤最常见，病理上分滤泡状（多见）和乳头状囊性腺瘤；乳头状囊性腺瘤有时可因囊壁血管破裂，发生囊内出血或瘤体坏死、液化而呈囊性变；腺瘤具有较高恶性变可能和继发甲亢的危险。恶性肿瘤中甲状腺癌最常见（95%以上），约占全身恶性肿瘤的1%，可分为乳头癌、滤泡状癌、未分化癌、髓样癌四种，以乳头状癌多见，发展较慢，预后较好。

一、护理评估

1.健康史

甲状腺肿瘤患者应注意其年龄、性别、甲状腺结节病史、甲状腺疾病的家族史等，如儿童青少年男性或头颈部有放射治疗史的出现甲状腺结节，恶性肿瘤的可能性大；甲状腺髓样癌常有家族史；较长时间甲状腺结节突然增大或结节生长增快，排除囊内出血后应高度怀疑甲状腺癌。

2.身体状况

（1）甲状腺腺瘤

好发于40岁以下的女性。多为单发，呈圆形或椭圆形，质地中等，具有完整包膜，表面光滑，边界清楚，无压痛，随吞咽上下移动，生长缓慢。乳头状囊性腺瘤因囊壁血管破裂致囊内出血可迅速增大，并伴有局部胀痛和压痛。当继发甲亢后，可出现易激动、心悸、怕热、食欲亢进、消瘦等甲亢症状。

（2）甲状腺癌

常见的临床表现是单发性肿块，质硬而表面不光滑，增长迅速，边界不清，吞咽时上下移动度降低。晚期可出现压迫症状，如声音嘶哑、呼吸困难、吞咽困难、霍纳综合征及耳、枕、肩部疼痛等。常转移到颈部区域淋巴结，血行转移多见于扁骨和肺。因病理类型不同而恶性程度、临床特点也不同。

3.辅助检查

（1）影像学检查

1）B超

可检查肿块的位置、大小、数目及与邻近组织的关系，并可区别肿块是囊性还是实质性。

2）X 线

颈部正侧位片，可了解有无气管移位、狭窄、肿块钙化及有无肺部转移等。若甲状腺部位出血细小的絮状钙化影，可怀疑甲状腺癌。

（2）细针穿刺细胞学检查

将细针向 2~3 个不同方向穿刺并抽吸、涂片做病理学检查，甲状腺癌的诊断正确率可高达 80% 以上。

（3）放射性 ^{131}I 检查或 99mTc 扫描

比较甲状腺结节与周围正常组织的放射性密度，较正常增高者为热结节，与正常相等者为温结节，较正常减弱者为凉结节，完全阙如者为冷结节。腺瘤多为温结节，若伴囊内出血时，可为冷结节或凉结节，边缘一般较清晰。甲状腺癌为冷结节，边缘较模糊。

4.心理-社会状况

肿瘤患者有对癌症的恐惧，特别是出现压迫症状时，心理负担严重，不利于提高患者手术耐受力和配合治疗。合并甲亢的患者更容易产生紧张和恐惧。甲状腺肿瘤患者女性为多，应注意患者家庭与工作的环境。

二、常见护理诊断/问题

1.焦虑或恐惧

与担心手术风险及预后有关。

2.疼痛

与手术切口，术后体位不当有关。

3.知识缺乏

缺乏甲状腺制剂应用和治疗的相关知识。

4.潜在并发症

术后呼吸困难和窒息、声音嘶哑、误咽、手足抽搐等。

三、护理措施

甲状腺肿瘤手术患者的护理措施基本与甲亢甲状腺大部切除术及肿瘤患者手术的护理措施相同。只是甲状腺肿瘤术前不需要应用抗甲状腺药物和碘剂准备，术后并发症也相似，但没有发生甲状腺危象的危险。

四、健康指导

1.指导甲状腺癌术后患者调整心态，正确面对现实。

2.切口愈合后可逐渐进行颈部活动，直至出院后 3 个月。行颈淋巴结清扫术者，在切口愈合后即应开始肩关节和颈部的功能锻炼，并随时保持患侧上肢高于健侧，以防肩下垂。

3.甲状腺全切除者应遵医嘱坚持服用甲状腺素制剂；术后需加行放疗者遵医嘱按时治疗。

4.患者出院后须定期随访，术后 3、6、12 个月以及以后每年随访 1 次，共 3 年。

第三章　乳房疾病患者的护理

第一节　急性乳腺炎

急性乳腺炎（acute mastitis）是乳腺的急性化脓性感染，患者多是产后哺乳期妇女，以初产妇多见，常发生在产后3~4周。细菌多从乳头破损处沿着淋巴管侵入乳腺实质，或直接侵入乳管上行至腺小叶而致感染，致病菌多数为金黄色葡萄球菌，少数为链球菌。

一、护理评估

1.健康史

（1）乳汁淤积史

乳汁淤积有利于入侵细菌的生长繁殖，是引起急性乳腺炎的主要原因。患者存在导致乳汁淤积的原因，如乳头内陷或过小，妨碍婴儿吮吸；乳汁分泌过多或婴儿吸乳少，初产妇缺乏哺乳经验，每次哺乳不能排空乳汁，导致乳汁淤积。另外，要了解产妇和家属对乳房保健知识的知晓程度。

（2）细菌入侵史

乳头破损或皲裂使细菌沿淋巴管入侵，这是主要途径。细菌也可直接经乳头开口侵入，上行至腺小叶而致感染。

2.身体状况

发病初期患者感觉患乳胀痛，局部红肿、发热，触及痛性硬块，炎症部位较深者乳房表面红肿不明显，触不清肿块，但有深压痛。随着炎症发展，患乳红肿加重，呈蜂窝织炎样表现，出现搏动性疼痛，常有患侧腋窝淋巴结肿大和压痛，伴有寒战高热、脉速等全身症状。数天后形成乳房脓肿，浅部脓肿有波动感，可自行破溃；深脓肿穿刺可以抽到脓液。脓肿可位于乳晕区、乳房内，也可穿至乳房与胸肌间的疏松组织中，形成乳房后脓肿。感染严重者可并发脓毒症。

3.辅助检查

（1）血常规检查

白细胞计数和中性粒细胞比例明显增高。

（2）脓肿穿刺及脓液细菌培养

深部脓肿不能确诊时可进行穿刺，抽出脓液表示脓肿已形成，脓液可作细菌培养及药物敏感试验。

4.心理-社会状况

由于发热、乳房疼痛、食欲减退以及治疗用药，患者担忧影响产后康复乳房形成改变，同时又担心婴儿喂养与发育，所以情绪波动较大。注意家庭其他成员对患者生活和情绪的影响。

二、常见护理诊断/问题

1.焦虑

与担心自身健康及婴儿喂养等有关。

2.体温过高

与炎症有关。

3.皮肤完整性受损

与手术切开引流或脓肿破溃有关。

4.知识缺乏

缺乏哺乳卫生和预防乳腺炎的知识。

三、护理措施

1.一般护理与病情观察

（1）饮食与休息

保证充足的休息，并适当运动。进高蛋白、高热量、高维生素、低脂肪且易消化的饮食，食欲明显减退及全身症状重者应静脉补液。

（2）定时测量体温、脉搏和血压

了解白细胞计数及分类变化，必要时作血或脓液培养及药物敏感试验。注意观察抗菌药的效果和不良反应。高热者行物理降温，必要时遵医嘱给解热镇痛药。

（3）指导患者养成良好的哺乳期卫生习惯

保持乳房清洁，定期沐浴、勤更衣。

2.患乳的护理

（1）积乳的处理

患乳暂停哺乳，定时使用吸乳器吸净积乳，或用手、梳子背沿乳管方向加压按摩。一般不主张断乳，因断乳不仅影响婴儿的喂养，而且增加了乳汁淤积的机会；若感染严重或并发其他乳房疾病应断乳，可口服己烯雌酚、溴隐亭或肌注苯甲酸雌二醇，至乳汁停止分泌。

（2）疼痛护理

用宽松的乳罩托起乳房，以减轻疼痛、促进血液循环；减少对患侧乳房触碰，疼痛严重时给适当给予止痛药物。

（3）局部治疗的护理

炎症早期可用金黄散、鱼石脂软膏外敷，局部热敷或理疗，促使炎症消散；水肿明显者可用25%硫酸镁溶液湿热敷。可服用中药蒲公英、野菊花等。脓肿形成后，协助医生进行脓肿切开引流术，术后保持引流通畅，及时更换敷料，并注意观察引流液的量、色及气味变化。

3.心理护理

介绍急性乳腺炎的发病原因和治疗方法，让患者了解炎症消退后，对乳房的外观形态及哺乳功能均无影响，只要做好预防工作，可以避免再次发生。

四、健康指导

1.孕期乳房保健

在妊娠后期应每日用温水擦洗并用手指按摩乳头，使乳头表皮坚韧不易破损。先天性乳头内陷的妇女，应从妊娠第3~4个月开始用手法矫正，每日清晨或睡前一手在乳晕处向下压乳房组织，另一手将乳头向外牵拉，待乳头稍突后，改用手指捏住乳头轻轻向外提拉，长期坚持可使内陷乳头隆起。也可采用吸乳器吸引，每日1~2次，使乳头外突。

2.产后保健

产妇要了解婴儿喂养知识，哺乳前后应清洗乳头，每次哺乳应将乳汁吸净；不能吸净时，用手按摩或用吸乳器吸净剩余的乳汁。不让婴儿含着乳头睡觉，并注意婴儿口腔卫生。产妇要勤换内衣，定期沐浴。如有乳头破损，应暂停哺乳，定时排空乳汁，局部用温水清洗后涂抗生素软膏，待伤口愈合后再哺乳。

第二节 乳腺癌

乳腺癌（breast cancer）是女性常见的恶性肿瘤之一，国内资料统计显示：近年来乳腺癌的发病率为23/10 万，呈上升趋势，占各种恶性肿瘤的 7%~10%，已逐渐成为我国女性发病率最高的恶性肿瘤。20 岁前乳腺癌少见，20 岁后发病率迅速上升，以 40~60 岁、围绝经期的妇女多见，男性很少见。

一、护理评估

（一）健康史

1.发病高危人群

包括未生育、晚生育或未哺乳妇女；月经初潮早于 12 岁，绝经迟于 52 岁者；一级亲属中有乳腺癌病史者，发病危险性是普通人群的 2~3 倍；一侧曾患乳腺癌者；有卵巢或子宫原位癌病史者；患部分乳房良性病变者，主要是乳腺小叶有上皮高度增生或不典型增生者。

2.饮食、营养与环境

高脂饮食与乳腺癌有明显的关系，脂肪可加强或延长雌激素对乳腺上皮细胞的刺激，从而增加乳腺癌的发病机会。某些环境因素和生活方式也增加乳腺癌发病危险。

（二）身体状况

1.乳房肿块

无痛、单发的小肿块是最常见的症状，患者多在无意中发现而就医。发生于乳房外上象限者占 45%~50%，10%~20%发生于乳头及乳晕区，12%~15%发生于内上象限。肿块质硬，表面不光滑，与周围组织分界不清。早期尚可被推动，乳腺癌晚期可侵犯胸肌和胸壁，使肿块固定不易推动。

2.乳房外形改变

水癌肿较大时局部突起。若癌块侵犯连接腺体与皮肤的 Cooper 韧带，使之收缩，导致局部皮肤表面凹陷，称为“酒窝征”。如果癌肿侵犯近乳头的大乳管，则可使乳头偏移、抬高或内陷，使两侧乳头位置不对称；癌肿继续增大，与皮肤广泛粘连，当皮内或皮下淋巴管被癌细胞堵塞时，可出现真皮水肿，在毛囊处形成许多点状凹陷，使皮肤呈“橘皮样改变”。如果癌细胞侵及大片皮肤，可出现多个坚硬小结节或条索，呈卫星样围绕原发灶，称卫星结节，结节彼此融合、弥漫成片、延伸至背部和对侧胸壁，使胸壁紧缩呈铠甲状时，呼吸受限。乳腺癌晚期皮肤破溃形成溃疡，其外形外翻似菜花或凹陷似弹坑，易出血，且有恶臭，在肿瘤周围皮肤可出现多个散在的癌结节。少数患者出现乳头溢液，以血性液体多见。

3.转移征象

多见患侧腋窝淋巴结转移，先为少数散在、质硬、无压痛、尚可推动的淋巴结；继之肿大的淋巴结增多，并融合成团，甚至与皮肤和深部组织粘连，不易推动。癌细胞堵塞腋窝主要淋巴管时，上臂出现蜡白色水肿；锁骨下或腋窝淋巴结压迫腋静脉时出现上肢青紫色水肿；当累及腋窝神经丛时，患侧上肢出现麻木或疼痛。晚期可转移至肺、肝、骨等处，有肺和胸膜转移者可出现咳嗽、胸痛、气急、呼吸困难；椎骨转移者伴腰背痛，股骨转移则易引起病理性骨折；肝转移者可伴有肝大及黄疸。

4.特殊类型的乳腺癌

包括：①炎性乳腺癌：少见，发生在妊娠期或哺乳期，呈红、肿、热、痛等炎症样表现，很快扩展到整个乳房，无明显的局部肿块，常累及对侧乳房，多于病后数月内死亡。②乳头湿疹样乳腺癌：少见，初起乳头有瘙痒、灼痛，以后乳头、乳晕皮肤变粗糙，出现糜烂和渗出，有时覆盖黄褐色鳞屑样痂皮；较晚发生腋窝淋巴结转移，此型乳腺癌恶性程度低，发展慢。

（三）辅助检查

1.影像学检查

X线钼靶摄片和干板照相检查或见密度增高的肿块影，对区别乳房肿块性质有一定的价值，可用于乳腺癌的普查；超声显像能发现直径在1cm以上的肿瘤，属无损伤性检查，主要用于鉴别囊性肿块与实质性肿块。

2.病理学检查

有细针穿刺细胞学检查、乳头溢液涂片细胞学检查等。对疑为乳腺癌者，不宜作切取活检，最好做好乳腺癌根治术的准备，将肿块连同周围少许正常乳腺组织整块切除，术中作快速冷冻病理学检查。如确诊为乳腺癌，应及时施行根治性手术。

（四）心理-社会状况

患者除了对癌症和手术的恐惧外，还担心手术切除乳房后造成身体外形的改变，尤其是年轻患者心理上的痛苦和困扰更重，另外对内分泌治疗产生的不良反应都会产生焦虑不安。

二、常见护理诊断/问题

1.焦虑/恐惧

与对癌症的预后及乳房缺失等有关。

2.躯体移动障碍

与手术损伤、上肢水肿或瘢痕牵拉有关。

3.自我形象紊乱

与乳房切除后外形改变或化疗致脱发有关。

4.潜在并发症

术后皮瓣坏死，患肢水肿等。

三、护理措施

（一）术前护理

1.心理护理

乳房是女性性征之一，患者除了对癌症的恐惧外，还担心术后胸部形态的改变会影响体形和夫妻关系等。护理人员应关心和尊重患者，主动热情向患者介绍环境等，使患者尽快适应。耐心倾听患者的诉说，适时介绍手术的必要性和目前手术治疗的成功率，并介绍治疗成功者现身说法，介绍弹性假体乳房可以弥补乳房切除后体型外观的改变的，使患者相信一侧乳房切除不会影响家庭生活、工作和社交，使患者解除顾虑，树立信心。另外，做好患者家属的思想工作，从而减轻患者的心理负担。

2.皮肤准备

应按手术范围准备皮肤，如需植皮者，要做好供皮区的皮肤准备。对皮肤已有癌性溃疡的患者，从术前 3 日开始每日换药并消毒溃疡周围皮肤。

3.特殊患者准备

妊娠期或哺乳期的乳腺癌患者，应立即终止妊娠或断乳，以免因体内激素水平活跃而加快癌肿发展。

（二）术后护理

1.体位

待血压平稳后取半卧位，以利于引流和呼吸。

2.饮食

鼓励患者进食高蛋白、高能量、富含维生素和膳食纤维的食物，为创面愈合和机体康复创造条件。

3.观察病情

密切监测生命体征，若由于胸壁加压包扎导致呼吸有压迫感，应做好解释工作；如有胸闷、呼吸窘迫，应判断是否因术中损伤胸膜而发生了气胸。

4.切口护理

（1）保持皮瓣血供良好

1）术后伤口覆盖多层敷料并用胸带或绷带加压包扎，使皮瓣与胸壁紧密贴合，包扎松紧要适当，以能纳一指、能维持正常血运、不影响患者呼吸为宜。

2）观察皮瓣颜色及创面愈合情况

正常皮瓣温度较健侧略低，颜色红润，与胸壁紧贴；若皮瓣着色暗红，则提示血循环欠佳。

3）观察患侧上肢远端血液循环，脉搏摸不清、皮肤发绀、皮温降低，提示腋部血管受压，应调整绷带松紧度。

4）绷带加压包扎一般维持 7~10 日，包扎期间告知患者不可自行松解绷带，瘙痒时不能将手指伸入敷料下搔抓。绷带松脱时应及时重新包扎。更换敷料时检查腋窝皮瓣或胸壁植皮皮片，若皮瓣边缘发黑坏死，应予以剪除，待其自行愈合，或待肉芽生长良好后再植皮。

（2）保持引流通畅

术后留置引流管，以及时引流皮瓣下渗液和积气，使皮瓣紧贴创面以促进愈合。

1）妥善固定

患者卧床时固定于床旁，起床时固定于上衣。

2）保持通畅

保持负压吸引的有效性，定时挤压引流管以保持通畅，引流过程中若有局部积液使皮瓣不能紧贴胸壁且有波动感时，应及时报告医生，及时处理。

3）观察引流液的量和颜色

术后 1~2 日，一般每日有 50~200 ml 血性液体为正常，以后逐渐减少、色变淡。

4）严格无菌操作以防止感染。

5）正确拔管

术后 3~5 日，每日引流液量少于 10~15ml、创面与皮肤紧贴即可拔管。若拔管后仍有皮下积液，可在无菌操作下穿刺抽吸，并局部加压包扎。

5.预防患侧上肢肿胀

乳癌根治术切除患侧腋窝淋巴结使上肢淋巴回流不畅或头静脉被结扎、腋静脉栓塞、局部积液或感染等因素均可导致患侧上肢肿胀。

（1）指导患者保护患侧上肢。

平卧时用软枕抬高患侧上肢 10°~15°，肘关节微屈；半卧位时屈肘 90°放于胸腹部；下床活动时用吊带或用分健侧手将患肢抬高于胸前，需他人扶持时只能扶健侧，以防腋窝皮瓣滑动而影响创面愈合；避免患肢下垂过久。

（2）禁止在术侧手臂测血压、注射或抽血，以免加重循环障碍。

（3）按摩患侧上肢或进行握拳及屈、伸肘运动，以促进淋巴回流；肢体严重肿胀者，可用弹力绷带或戴弹力袖套以利于回流；局部感染者，应用抗菌药治疗。

6.术侧上肢护理与功能锻炼

为尽快恢复患肢功能，应鼓励和协助患者早期开始患侧上肢功能锻炼。

（1）如无特殊情况，术后 24 小时内开始活动手部及腕部，可伸指、握拳、屈腕等。

（2）术后 1~3 日，进行上肢肌肉的等长收缩；还可用健侧上肢或由他人协助进行患肢的屈肘、伸臂等锻炼，逐渐过渡到肩关节的小范围前屈、后伸运动。

（3）术后 4~7 日，患者可坐起，鼓励患者用患侧手洗脸、刷牙、进食等，练习用患侧手触摸对侧肩部及同侧耳朵的动作。

（4）术后 1 周，皮瓣基本愈合后，开始做肩关节活动，以肩为中心，前后摆动。术后 10 日左右，皮瓣与胸壁已粘贴较牢固，指导患者循序渐进地增加肩部功能锻炼，如逐渐抬高患侧肘关节，手掌从触摸对侧肩部到颈后。术后 10~12 日鼓励患者用患侧的手梳头、刷牙、洗脸。

（5）术后 2 周以后，继续坚持患侧上肢的功能锻炼，主要有以下锻炼方法。

1）手指爬墙运动

患者面对墙，双脚分开站立，肘弯曲，手掌贴在墙上与肩同高，手指作伸屈动作往墙上移动，直到手臂充分伸展为止，然后手臂再向下移至原来位置。如此重复练习，长期坚持可使手臂逐渐上举，直至患侧手掌越过头顶能触摸对侧耳朵为止。

2）举杆运动

两手伸直握住一根杆子，两手相距 60cm。将杆子举高过头顶，弯曲肘部将杆子放在头后方，再反方向将杆子举至头顶，然后回复到原来位置如此反复练习。

3）转绳运动

面向门站立，绳子一端系在门上，另一端由术侧手抓住，手臂伸展与地面平行。按顺时针或逆时针方向，以画圈动作转动手臂。

4）拉绳运动

将一根绳子悬于头顶上方挂钩内，双手握住绳子两端，轮流拉动两边绳端，使患侧手臂抬高至疼痛为止。长期练习逐渐缩短绳子，直到患侧手臂能抬高至额头高度。

7.心理护理

术后注意保护患者隐私，操作时避免过度暴露，必要时用屏风遮挡。继续给予患者及家属心理上的支持。尤其是要取得患者配偶的感情支持，鼓励夫妻双方相互理解与合作，引导患者尽早正视现实，早日恢复自信。

（三）内分泌治疗的护理

使用雄激素治疗会出现多毛症、嗓音变粗等男性化现象，应事先做好解释工作，取得患者的合作。

手术切除的乳腺癌标本除了病理检查外，还检测雌激素受体（ER），ER 阳性者对内分泌治疗有效。现多推荐使用抗雌激素制剂三苯氧胺（tamoxifen），特别是对绝经后的 ER 阳性妇女疗效更为明显。三苯氧胺的用量为每日 20mg，至少服用 3 年，该药的副作用有潮热、恶心、呕吐、静脉血栓形成、阴道干燥或分泌物多；长期使用后个别病例可能发生子宫内膜癌，应注意观察，但后者发病率低且预后良好。另外，芳香化酶抑制剂如来曲唑，可通过降低雌二醇，起到治疗乳腺癌的作用。

四、健康指导

1.交代出院后化疗、放疗的方案及复查日期，告诉患者术后 5 年内应避免妊娠，因妊娠可促使乳腺癌复发。化疗期间定期复查血常规，放疗期间注意皮肤保护。

2.指导术后患者佩戴义乳，开始选用无重量的义乳，以后可根据恢复情况选用有重量的义乳，保持义乳清洁，放置时勿受压变形。根治术后 3 个月可行乳房再造术，但有肿瘤转移或乳腺炎者，严禁植入假体。

3.普及妇女自查乳房知识乳腺癌早期治疗的效果和预后均较满意，关键是要早期发现。20 岁以上女性每月自我检查乳房一次，选择在月经结束后 5~7 日进行；绝经后妇女应定期到医院体检。40 岁以上妇女、乳腺癌术后患者每年行钼钯 X 线摄片检查，以早期发现乳腺癌。乳腺癌患者的姐妹和女儿属高危人群，更应提高警惕。

乳房自我检查的步骤：

①视诊：脱去上衣，站立于镜子前，观察两侧乳房的大小和外形轮廓是否对称，有无局限性隆起、凹陷或皮肤改变，有无乳头回缩或抬高。然后两臂高举过头，再观察上述内容。

②触诊：仰卧位，左肩下垫薄枕，左臂高举过头，尽量放松肌肉。右手五指并拢，用手指掌面轻柔扪摸，依次检查外上、外下、内下、内上象限，最后扪及乳晕区，要注意乳头有无溢液；然后左臂放下，用右手再扪左侧腋窝有无淋巴结肿大。用同样的方法检查另一侧。发现或怀疑异常应及时就医。

第四章　胸部疾病患者的护理

第一节　胸部损伤

胸部损伤约占全身创伤的1/4，可是单纯的胸壁损伤，也可以伴有重要脏器损伤（如伤及心、肺等），严重可导致呼吸和循环功能衰竭而危及生命。临床上常见的有肋骨骨折、气胸和血胸。根据胸膜腔是否与外界相通，胸部损伤分为闭合性损伤和开放性损伤两大类。

闭合性损伤多由于暴力挤压、冲撞或钝器打击胸部所引起。轻者只有胸壁软组织挫伤和（或）单纯肋骨骨折，重者多伴有胸腔内脏器或血管损伤，导致气胸、血胸。有时还可造成心脏挫伤、裂伤，引起心包腔内出血。十分强烈的暴力挤压胸部，可引起创伤性窒息。

开放性损伤多因利器或火器等贯穿胸壁所致，可导致开放性气胸或血胸，影响呼吸和循环功能，伤情多较严重，胸部损伤有时病情凶险，就要求护理人员观察不可疏漏，处理务必及时。

一、护理评估

（一）肋骨骨折

肋骨骨折（rib fracture ）在胸部损伤中最为常见。第1~3肋骨较短，有锁骨、肩胛骨和肌肉的保护，较少发生骨折；第4~7肋骨较长且薄，最易折断；第8~10肋骨较长，但前端与胸骨连成肋弓，较有弹性，不易折断；第11~12肋骨前端游离，也不易折断。儿童的肋骨富有弹性，承受致伤力作用的能力较强，不易折断。中老年人的肋骨骨质疏松，脆性较大，容易发生骨折。

肋骨骨折可分为单肋单处、单肋多处、多肋单处、多肋多处骨折四种基本类型，其中以多肋多处骨折最为严重，其病理生理改变亦较为复杂。

1.健康史

应了解患者受伤的详细经过，包括致伤力作用方式、力量大小、作用部位、作用机制、伤后病情变化及诊治情况。

2.身体状况

（1）单肋或多肋单处骨折，伤处上、下方的胸廓形态仍基本完整，对呼吸和循环功能的影响不大。主要表现为局部疼痛，在深呼吸咳嗽或改变体位时疼痛常加重。

（2）尖锐的肋骨骨折断端向内移位，可刺破胸膜甚至刺破肺组织，产生气胸、血胸、皮下气肿或引起血痰、咯血等；若刺破肋间血管，可引起较多出血。

（3）多肋多处骨折，伤处胸壁与周围胸壁之间失去骨性支撑，即导致“胸壁软化”，出现“反常呼吸”：即吸气时胸腔内负压加大，软化区的胸壁内陷，而不随同整体胸廓向外扩张，呼气时软化区则向外膨出。此种损伤，因软化区胸壁与其周围的胸壁出现相对运动，类似于农具连枷的工作方式，故又称为“连枷胸”。在呼吸时，伤侧胸膜腔内的负压始终小于健侧胸膜腔内的负压，导致纵隔移位；若软化区范围较广泛，吸气时，健侧胸膜腔负压升高，与伤侧胸膜腔负压差增大，纵隔向健侧进一步移位；呼气时，两侧胸膜腔负压差减小，纵隔移回到接近正常的位置，导致纵隔位置随呼吸运动而左右摆动，称为“纵隔扑动”，可影响肺通气和静脉血液回流，导致缺氧和二氧化碳潴留，严重者可发生呼吸和循环衰竭。

3.实验室及其他检查

胸部 X 线检查可显示肋骨骨折线和断端移位情况，还可显示有无气胸、血胸。无移位的单肋单处骨折，受伤当时摄 X 线片一般为阴性，1 周后复查可见骨折线。

（二）损伤性气胸

胸膜腔内积气，称为气胸（pneumothorax）。在胸部损伤中，气胸发生率仅次于肋骨骨折。气胸的形成多因肺组织、支气管破裂，空气进入胸膜腔或因胸壁伤口穿破胸膜，胸膜腔与大气相通，外界空气进入所致。

气胸一般可分为闭合性、开放性和张力性气胸 3 类：①闭合性气胸：气胸形成后，胸膜腔内积气压迫肺裂口使之闭合，或者破口自行闭合，不再继续漏气；亦可为胸壁较小的开放伤口所致，外界气体经伤口进入胸膜腔后伤口随即闭合。②开放性气胸：胸壁存在较大开放性伤口，胸膜腔与外界相通，空气可随呼吸运动而自由出入胸膜腔。③张力性气胸：又称高压性气胸，常见于肺裂伤或支气管破裂，裂口与胸膜腔相通，且形成活瓣，吸气时空气从裂口进入胸膜腔内，呼气时活瓣关闭，空气只能进入胸膜腔而不能排出，使胸膜腔内积气不断增多，压力不断升高。

1.健康史

有胸部受伤史，可见于钝器、锐器及火器等所致胸壁组织损伤。

2.身体状况

（1）闭合性气胸

肺萎陷小于30%的小量气胸，多无明显症状。大量气胸，患者出现胸闷、胸痛和气促症状，气管向健侧移位，伤侧胸部叩诊呈鼓音，听诊呼吸音减弱或消失。

（2）开放性气胸

患者出现气促、明显呼吸困难和发绀等；呼吸时能听到空气出入胸膜腔的“嘶嘶”声；伤侧肺被压缩而萎陷，两侧胸膜腔压力不等导致纵隔向健侧移位，呼吸时两侧胸膜腔内出现压力差的变化，导致纵隔扑动，进而引起明显的呼吸、循环功能障碍。胸部检查时可见胸壁伤口，呼吸时可听到空气进出胸膜腔的吹风声。伤侧胸部叩诊呈鼓音，听诊呼吸音减弱或消失。

（3）张力性气胸

伤侧肺高度萎缩，纵隔明显向健侧移位，产生呼吸和循环功能严重障碍。患者极度呼吸困难，端坐呼吸。缺氧严重者，发绀、烦躁不安、昏迷，甚至窒息。护理体检可见伤侧胸部饱满，肋间隙增宽，呼吸幅度减小，可有明显皮下气肿。叩诊呈鼓音，听诊呼吸音消失。

3.实验室及其他检查

胸部X线中检查可显示肺萎陷和胸膜腔内积气，还可见气管、心脏向健侧移位；X线片示两侧胸廓不对称、肋间隙不等宽。胸膜腔穿刺可抽出气体。

（三）血胸

胸部损伤引起胸膜腔内积血，称为血胸（hemothorax），可与损伤性气胸同时存在。胸膜腔积血来自肺组织裂伤、肋间血管或胸廓内血管破损及心脏和大血管破裂。

1.健康史

患者有胸部受伤史，伤后出现不同程度循环、呼吸障碍。

2.身体状况

临床表现决定于出血量和速度，少量血胸（成人0.5L以下），可无明显症状；中量（0.5~1L）和大量（1L以上）出血，尤其急性失血，可出现脉搏快弱、四肢湿冷、血压下降气促等低血容量性休克症状，同时可伴有胸膜腔积液征象，如胸廓饱满、肋间隙增宽，气管向健侧移位，伤侧胸部叩诊浊音，心界移向健侧，呼吸音减弱或消失等。

3.实验室及其他检查

大量血胸可见胸膜腔有大片积液阴影；血气胸可显示气液平面；纵隔向健侧移位；血常规检查示血细胞计数和比容降低；胸膜腔穿刺可抽出血液。

（四）胸部损伤患者的心理-社会状态

外伤后，患者因痛、残、死、钱等问题，都会出现一定程度的紧张焦虑、恐惧；因胸部是心、肺等生命器官之所在，伤情严重，尤其是严重呼吸困难时，患者有濒死感和恐惧感。

二、常见护理诊断/问题

1.恐惧

与严重创伤有关。

2.低效性呼吸型态

与疼痛胸廓运动受限、肺萎陷等有关。

3.心排血量减少

与出血、纵隔扑动等有关。

三、护理措施

1.急救

（1）多肋多处骨折（连枷胸）

可用手掌、硬垫子施压于胸壁软化部位，或厚敷料覆盖，然后加压包扎。

（2）开放性气胸

可用无菌敷料如凡士林纱布加棉垫封闭伤口，再用胶布或绷带包扎固定，使开放性气胸变为闭合性气胸，然后再穿刺抽气减压，解除呼吸困难。

（3）张力性气胸

立即排气减压。可用一粗针头在伤侧第2肋间锁骨中线处刺入胸膜腔，有气体喷出，即能收到排气减压效果；转送过程中，于排气的针栓处绑缚一乳胶指套，其顶端剪一1cm小口，可起活瓣作用，患者呼气时指套张开，剪口排出气体，吸气时指套萎瘪，剪口关闭，防止空气不能进入胸膜腔。

2.维持呼吸功能

病情稳定者取半卧位；鼓励和协助患者有效咳嗽排痰；及时清除口腔和呼吸道内的痰液、血液，痰液黏稠不易排出时，可作超声雾化吸入以利排痰；大量呼吸道分泌物潴留和有误吸或呼吸衰竭的患者，采用支气管镜下吸痰，必要时行气管插管或气管切开，呼吸机辅助呼吸。疼痛剧烈者，遵医嘱给予止痛剂，以利恢复正常呼吸。

3.病情观察

严密观察生命体征，注意有无气促、发绀、气管移位、皮下气肿征象。注意有无以下征象：①脉搏逐渐增快，血压持续下降；②血压虽有短暂回升，但又迅速下降；③血液红细胞计数、血红蛋白、血细胞比容持续降低；④胸腔闭式引流血量≥200ml/h，持续 2~3 小时以上；⑤胸膜腔穿刺抽血很快凝固或因血液凝固而抽不出血，且胸部 X 线显示胸膜腔阴影继续增大。出现上述征象提示胸膜胸有活动性出血，应立即报告医生并做好剖胸止血的准备。

4.维持循环功能

迅速建立静脉通路，及时补充液体，维持水电解质及酸碱平衡，有条件时监测中心静脉压（CVP）。

5.咯血的护理

痰中带血丝为轻度肺、支气管损伤，安静休息数日后可自愈。咯血或咳大量泡沫样血痰，常提示肺、支气管严重损伤，应稳定患者情绪、鼓励咳出支气管内积血，以减少肺不张的发生；大量咯血时，应行体位引流以防窒息，并做好剖胸探查的准备。

6.心理护理

加强与患者及家属的沟通，观察并鼓励其说出紧张焦虑和恐惧感，对患者及家属的问题，给予恰当合理的回答，适当向其介绍病情，给予解释和安慰，并说明各项诊疗、护理操作及手术的必要性和安全性；尊重患者，帮助其树立战胜伤痛的信心。

四、健康指导

1.向患者及家属说明各项操作的目的及注意事项，以取得配合。

2.教会患者深呼吸和有效咳嗽的方法，有分泌物时应随时咳出。

3.伤后出现肺功能下降或严重肺纤维化的患者，活动后可能出现气短症状，嘱患者戒烟、避免刺激性气体吸入。

4.交代患者出院后注意休息和营养，肋骨骨折患者 3 个月后复查 X 线片。

第二节　脓胸

胸膜腔内有脓液积聚称为脓胸（empyema）。根据范围大小，脓胸可分为局限性脓胸和全脓胸；按致病菌的不同则可分为化脓性、结核性和特异病原性脓胸；按病理发展过程可分急性脓胸和慢性脓胸。

脓胸的致病菌多来自肺内感染灶，也可来自胸内和纵隔内其他脏器，或来自身体其他部位感染灶，致病菌多为肺炎链球菌和化脓性链球菌，常为混合感染。

致病菌侵犯胸膜后，引起胸腔积液大量渗出；早期为急性浆液性渗出性炎症；炎症逐渐发展，脓细胞及纤维蛋白增多，渗出液逐渐转为脓性，纤维蛋白沉积于胸膜表面，使肺的呼吸活动受到限制。此过程为急性脓胸期。

急性脓胸若未及时正确诊治，胸膜上所沉积的纤维蛋白逐渐增多，形成韧厚致密的纤维板，构成脓腔壁，严重限制肺组织和胸廓的活动，呼吸功能严重受限；纤维收缩使胸廓向内塌陷、纵隔向患侧移位，严重者可出现脊柱凸向患侧。此过程为慢性脓胸期。

一、护理评估

1.健康史

（1）急性脓胸患者近期有肺、胸内纵隔内其他器官或胸部以外感染史；或有胸部外伤史、手术史等。

（2）慢性脓胸患者多有急性脓胸病史，急性脓胸病程一般不超过3个月，若急性脓胸未能及时正确治疗，病情迁延3个月以上，炎症慢性化、脓腔壁韧厚、脓腔容量已固定不变者，即转为慢性脓胸。结核菌、放线菌等感染属慢性炎症过程，亦可致慢性脓胸。

2.身体状况

（1）急性脓胸

患者常有高热、脉速、气促、胸痛、食欲缺乏、乏力等表现；胸膜腔积脓较多者尚有胸闷、咳嗽、咳痰症状，严重者可出现发绀和休克。体格检查见患侧语颤减弱，叩诊呈浊音，听诊呼吸音减弱或消失。

（2）慢性脓胸

患者常有不规则低热、食欲减退、消瘦、贫血、低蛋白血症等慢性全身中毒症状；可有杵状指（趾）；有时尚有气促咳嗽咯脓痰等症状。体格检查可见胸廓内陷，呼吸运动减弱，肋间隙变窄，气管可向患侧移位，听诊呼吸音减弱或消失，严重者可出现脊柱向患侧弯曲。

3.辅助检查

（1）X 线

显示患侧有积液所致的致密影，积液量大时可有纵隔向健侧移位。慢性脓胸示胸膜增厚及大片密度增强模糊阴影或钙化，也可见气液平面和纵隔移向患侧。

（2）胸膜腔穿刺

抽出脓液，是脓胸的主要诊断依据，应送脓液做细菌培养和药物敏感试验。

（3）B 超

综合分析能明确胸膜腔积脓的范围和部位。

4.心理-社会状况

脓胸一般病程较长，以青壮年多见，常耽误学习及工作，患者常悲观、失望。慢性脓胸患者，久病长期消耗，患者及家属常情绪低落，对治疗失去信心。

二、常见护理诊断/问题

1.低效性呼吸型态

与肺受压、肺纤维化、胸壁运动受限等因素有关。

2.体温过高

与感染有关。

3.营养失调低于机体需要量

与营养摄入不足或代谢率高、消耗增加。

三、护理措施

1.改善呼吸功能

（1）多采取半卧位，以利于呼吸和引流。有支气管胸膜瘘者避免健侧卧位，以免脓液流向健侧或发生窒息。

（2）保持呼吸道通畅，酌情给氧。鼓励、协助患者有效咳嗽排痰，对痰液较多者可作体位引流，并遵医嘱合理使用抗菌药物。

（3）呼吸功能训练，如吹气球、深呼吸功能训练，可促使肺充分膨胀，增加通气量。

2.维持正常体温

高热者可行物理降温，必要时遵医嘱采用药物降温。

3.有效引流

（1）对急性脓胸，协助医生每日或隔日一次行胸腔穿刺。抽脓后，胸腔内注射抗菌药。脓液多时，应分次抽吸，每次抽脓量不超过1000ml，穿刺过程中及穿刺后应注意观察患者有无不良反应。脓液黏稠、抽吸困难或伴有支气管胸膜瘘者应行胸腔闭式引流。

（2）对慢性脓胸患者行胸腔闭式引流时，应注意引流管不能过细，引流位置应适当，勿插入太深，以免影响脓液排出。若脓腔明显缩小，脓液不多，纵隔已固定，可将闭式引流改为开放式引流。开放式引流时应保持局部皮肤清洁，按时更换敷料，妥善固定引流管，防止滑脱，引流口处皮肤涂氧化锌软膏保护。

4.加强营养

病程较长者常有不同程度的营养不良，应鼓励患者多进食含高蛋白、高热量、高维生素的饮食，科学制定食谱，合理调配饮食，保证营养供给；严重营养不良者可少量多次输血或行肠外营养支持。

5.皮肤护理

感染发热患者出汗较多，由于疾病原因又不便沐浴，应给患者擦洗身体，保持皮肤清洁，及时更换衣裤，保持床单干净整洁，减少汗液对皮肤的不良刺激。给患者按摩背部及骶尾部皮肤，指导患者定时翻身并作肢体活动，预防压疮的发生。

6.心理护理

为患者提供安静、整洁、温馨的治疗环境，给患者以宽松、愉悦的感觉；加强与患者之间的沟通，关心体贴患者，建立良好的护患关系。坦诚回答患者有关不适及治疗方面的问题，鼓励患者说出感受，解除患者对诊疗和护理的疑虑，帮助患者树立战胜疾病的信心。帮助解决生活上的困难，动员亲友给患者心理、情感、经济上的支持，使之能积极配合治疗，早日康复。

7.术后护理要点

（1）胸廓成形术后，采用大而厚的棉垫加压包扎软化区胸壁，以控制反常呼吸运动，并根据肋骨切除范围，在胸壁下垫上硬板或加沙袋1~3kg压迫。随时检查、调整包扎的松紧度。

（2）胸膜纤维板剥脱术后，剥离面易发生大量渗血，应严密观察生命体征及引流液的质和量。若血压下降、脉搏增快、尿量减少、烦躁不安且呈贫血貌，或胸腔闭式引流术后2~3小时内每小时引流量大于100ml且呈鲜红色，应立即通知医生，及时快速输血酌情给予止血药，必要时做好再次开胸止血的准备。

四、健康指导

1.说明饮食与疾病康复的关系，指导患者进食含高蛋白高热量、高维生素且易消化的饮食，提高机体抵抗力。

2.为保证有效引流，宜取半卧位；支气管胸膜瘘者，取患侧卧位；胸廓成形术后患者则取术侧向下的卧位。

3.胸廓成形术后患者，由于手术切断了胸部或背部肌群及肋间肌，易引起脊柱侧弯及术侧肩关节运动障碍，故患者在站、坐、走、卧时均应尽量维持躯干及四肢的正常姿势与形态，坚持练习头部前后左右回转运动、上半身的前屈运动及左右弯曲运动。自手术后第1天开始即可进行上肢运动练习，如屈伸、抬高、上举旋转等，使之尽量恢复到健康时的活动水平。

第三节　肺癌

肺癌（lung cancer）大多起源于支气管黏膜上皮，故又称支气管肺癌。近50年来，全世界肺癌的发病率明显增高，发病年龄多在40岁以上，以男性多见，男女之比为3~5∶1。

肺癌的分布以右侧多于左侧，上叶多于下叶。起源于主支气管、肺叶支气管的肺癌，位置靠近肺门者，称为中心型肺癌，较为多见；起源于肺段支气管以远的肺癌，位于肺的周围部分者，称为周围型肺癌。癌肿可向支气管腔内或邻近的肺组织生长，并可通过淋巴、血行或经支气管转移扩散。

按细胞类型可将肺癌分为4类：①鳞状细胞癌（鳞癌）：在肺癌中最为常见，以男性多见，一般起源于较大的支气管；鳞癌生长缓慢，病程较长；通常经淋巴转移，血行转移发生较晚；对放疗、化疗较敏感。②腺癌：以女性多见，发病年龄较小，多起源于较小的支气管上皮，生长较慢，但有时在早期即发生血行转移，淋巴转移则较晚发生；早期无明显症状，往往在胸部X线检查时发现。③小细胞癌（未分化小细胞癌）：以男性多见，发病年龄小。

一、护理评估

1.健康史

了解患者的生活及工作环境，有无长期吸烟史；了解患者的家族史及既往是否罹患过肺结核等病史。

2.身体状况

（1）早期肺癌

早期肺癌特别是周围型肺癌常无明显症状，多在X线检查时被发现。随着癌肿的生长，可出现刺激性咳嗽、痰中带血。部分肺癌患者肿瘤阻塞较大支气管，可出现胸闷、哮鸣、气促、发热和胸痛等症状。

（2）晚期肺癌

压迫或浸润邻近组织及器官，或发生远处转移，可出现相应的症状，如声音嘶哑、吞咽困难、胸膜腔积液、胸痛、上肢静脉怒张及水肿、臂痛和上肢运动障碍、颈交感神经综合征等。

（3）肺外表现

又称副癌综合征，是由于癌肿产生了某些特殊内分泌物质所致，可出现骨关节病综合征、Cushing 综合征、重症肌无力、男性乳腺增大、多发性肌肉神经痛等。肺癌切除后这些症状可消失。

3.实验室及其他检查

（1）X 线检查

是诊断肺癌的重要手段。中心型肺癌癌肿阻塞支气管时，可见肺不张、肺炎征象，癌肿发展到一定大小，可出现肺门阴影。周围型肺癌 X 线胸片可见肺野周围孤立性圆形或椭圆形块影，边缘不清或呈分叶状，周围有毛刺。怀疑患者为早期肺癌时作 CT 检查即可发现癌灶。

（2）痰细胞学检查

找到癌细胞即可确诊。痰细胞学检查阳性者一般为起源于较大支气管的中心型肺癌。

（3）支气管镜检查

考虑患者为中心性肺癌时可作支气管镜检查，可在支气管腔内看到肿瘤，并可取标本做病理检查以确诊。

（4）其他检查

有纵隔镜、放射性核素肺扫描、经胸壁穿刺活组织检查、胸腔积液检查、剖胸探查等。

4.心理社会状况

当患者被确诊为肺癌时，因对恶性肿瘤的恐惧，对治疗经济承受能力及治疗的预后担忧等因素，可使患者产生焦虑、恐惧，甚至绝望。

二、常见护理诊断/问题

1.气体交换受损

与肿瘤阻塞较大支气管、肺交换面积减少、手术切除肺组织、胸腔积液有关。

2.清理呼吸道无效

与术后疼痛、痰液黏稠不易咳出有关。

3.焦虑/恐惧

与惧怕手术或疾病预后等有关。

4.体温过高

与免疫力低下、呼吸道引流不畅有关。

5.疼痛

与手术创伤、癌症晚期有关。

6.潜在并发症

肺不张、肺部感染、支气管胸膜瘘等。

三、护理措施

1.术前护理

（1）一般护理

纠正营养和水分的不足。做好术前检查，如心电图、肺功能检查、肝肾功能和血糖等生化检查，按医嘱常规术前准备如普鲁卡因皮试、青霉素皮试、手术区域皮肤准备等。

（2）戒烟

指导并劝告患者立即戒烟。因为抽烟会刺激肺、气管及支气管，使气管支气管分泌物增加，妨碍纤毛的清洁功能，使支气管上皮活动减少或丧失活力而致肺部感染。

（3）保持呼吸道通畅

若有大量支气管分泌物，应先行体位引流。痰液黏稠不易咳出者，可行超声雾化，必要时吸痰。同时注意观察痰液的量、颜色、黏稠度及气味；遵医嘱给予支气管扩张剂、祛痰剂等药物，以改善呼吸状况。

（4）心理护理

对有紧张、焦虑情绪，甚至丧失治疗信心的患者，需耐心地给予心理疏导，用成功的病例鼓励和增强其治疗疾病的信心。认真耐心地回答患者所提出的任何问题，以减轻其焦虑不安或害怕的程度。给予情绪支持，关心、同情、体贴患者，动员亲属给予患者心理等各方面的全力支持。

（5）手术前指导

1）练习腹式呼吸、有效咳嗽和翻身，可促进肺扩张，利于术后配合。

2）练习使用深呼吸训练器，以便在手术后能有效配合术后康复，预防肺部并发症的发生。

3）介绍胸腔引流的设备，并告诉患者在手术后安放引流管（或胸管）的目的及注意事项，指导患者在留置胸腔引流管时翻身的方法。

4）术后 2~3 日不能下床，术前要进行训练床上大小便。

5）告诉患者术后可能出现的伤口疼痛，指导疼痛时的放松方法，如冥想放松技巧、听音乐和深呼吸等。

2.术后护理

（1）合适的体位

麻醉未清醒时取平卧位，头偏向一侧，以免呕吐物、分泌物吸入而致窒息或并发吸入性肺炎。患者完全清醒，血压稳定后，采取半卧位。

肺叶切除者，可采取平卧或左右侧卧位。肺段切除术或楔形切除术者，应避免手术侧卧位，尽量选择健侧卧位，以促进患侧肺组织扩张。全肺切除术者，应避免过度侧卧，可采取1/4侧卧位，以预防纵隔移位和压迫健侧肺而导致呼吸循环功能障碍。有血痰或支气管瘘管者，应取患侧卧位。

（2）观察和维持生命体征平稳

手术后24~36小时，接心电监护仪，密切监测生命体征，要注意此段时间血压常会有波动，若血压持续下降，应考虑是否为心脏疾病、出血、疼痛、组织缺氧或循环血量不足所造成，还要注意有无呼吸窘迫的现象。若有异常，立即通知医师。

（3）呼吸道护理

1）持续低流量氧气吸入。

2）观察呼吸频率、幅度及节奏，双肺呼吸音；有无气促、发绀等缺氧征象及动脉血氧饱和度等情况，若有异常及时通知医师给予处理。

3）患者清醒后，鼓励患者深呼吸及咳嗽

每1~2小时1次。定时给患者叩背，叩背时由下向上，由外向内轻叩振荡，使存在肺叶、肺段处的分泌物松动流至支气管并咳出。患者咳嗽时，固定胸部伤口，减轻疼痛。手术后最初几日由护理人员完成，以后可指导患者自己完成。固定胸部时，手掌张开，手指并拢。指导患者先慢慢轻咳，再将痰咳出。

4）稀释痰液

若患者呼吸道分泌物黏稠，可用糜蛋白酶、地塞米松、氨茶碱、抗菌药物行药物超声雾化，以达到稀释痰液、解痉、抗感染的目的。

（4）术后维持体液平衡和补充营养

1）记录出入水量，维持体液平衡。严格掌握液体的量和速度，防止前负荷过重而导致肺水肿。全肺切除术后应控制钠盐摄入量，24小时补液量宜控制在2000ml内，速度以20~30滴/分为宜。

2）肠蠕动恢复后，即可开始进食清淡流质、半流质饮食；若患者进食后无任何不适可改为普通饮食，饮食宜为高蛋白质、高热量、丰富维生素、易消化的食物。以保证营养，提高机体抵抗力，促进伤口愈合。

（5）维持胸腔引流通畅

1）经常挤压胸腔引流管，保持其通畅，密切观察引流液量、色和性状，当引流出大量血液（每小时 100~200ml）时，应考虑有活动性出血，需立即通知医师。

2）对全肺切除术后所置的胸腔引流管一般呈钳闭状态，以保证术后患者胸腔内有一定的渗液，减轻或纠正明显的纵隔移位。一般酌情放出适量的气体或引流液，维持气管、纵隔于中间位置。每次放液量不宜超过 100ml，速度宜慢，避免快速多量放液引起纵隔突然移位，导致心脏骤停。

3）术后患者病情平稳，无气体及液体引流后，行胸片检查确定肺组织已复张，可拔除胸腔引流管。

（6）活动与休息

1）鼓励患者早期下床活动

可以预防肺不张，改善呼吸循环功能。术后生命体征平稳后，鼓励及协助患者下床或在床旁站立移步；带有引流管者要妥善保护；严密观察患者病情变化，出现头晕、气促、心动过速、心悸和出汗等症状时，应立即停止活动。然后可扶持患者围绕病床在室内行走 3~5 分钟，以后根据患者情况逐渐增加活动量。

2）促进手臂和肩关节的运动

预防术侧胸壁肌肉粘连、肩关节强直及失用性萎缩。患者麻醉清醒后，可协助患者进行臂部、躯干和四肢的轻度活动；术后第 2 日开始做肩、臂的主动运动。

（7）心理护理

认真细心地回答患者所提出的问题，向患者说明各项治疗和护理的意义，关心同情、体贴患者。

3.术后并发症的预防及护理

（1）肺不张与肺部感染

1）表现

术后 48 小时内，疾病及手术刺激使分泌物增多、伤口疼痛不敢咳嗽、咳痰无力，易导致分泌物堵塞支气管而引起肺不张，患者出现烦躁不安、不能平卧、心动过速、体温增高、哮鸣、发绀、呼吸困难等症状，肺部听诊可闻及管状呼吸音，血气分析为低氧、高碳酸血症。

2）防治与护理

术前劝告患者戒烟。术前术后加强口腔护理，加强深呼吸和有效咳嗽排痰方法训练，以增加其肺活量及呼吸肌的强度。做好呼吸道的管理，及时清除呼吸道分泌物，经常鼓励患者自行咳嗽或协助其咳嗽排痰，必要时行支气管镜吸痰。遵医嘱合理应用抗生素。

（2）支气管胸膜瘘

1）表现

一般情况差、明显贫血者，若术中支气管残端处理不当或残端有病变，术后一周内可出现支气管胸膜瘘，患者可出现发热、呼吸短促、胸闷、刺激性咳嗽，健侧卧位时咳嗽加剧，咳出较多血性痰液，或手术后数日引流管持续有气体逸出；X 线胸片可见液气胸及余肺膨胀不全；胸膜腔内注入亚甲蓝溶液 1~2ml 后，患者咳出蓝色痰液即可确诊。

2）防治与护理

早期瘘可及时手术修补瘘口。支气管胸膜瘘并发脓胸者，应作胸腔闭式引流以排出脓液，遵医嘱给予抗生素；采取患侧卧位，以防胸膜腔积液、积脓经瘘口流向健侧。注意观察有无张力性气胸的发生。有的小瘘口经以上处理可自行愈合；如瘘口较大、引流 4~6 周仍不愈合，需按慢性脓胸处理。

四、健康指导

1.向患者宣传吸烟的危害性，劝告患者戒烟。

2.说明手术后活动与锻炼的重要意义。为患者制定手术后和出院后的锻炼计划，包括运动方法和目标要求，嘱其坚持进行。

3.一侧全肺切除术后应保持排便通畅，必要时可应用缓泻剂，防止便秘时用力排便而增加心脏负担。

4.化疗药物治疗过程中应注意复查血常规和肝、肾功能。

5.出院后定期复查。如出现伤口疼痛、剧烈咳嗽、咯血、进行性倦怠等，考虑肿瘤复发，应立即就医。

第四节　食管癌

食管癌是一种常见的消化道肿瘤，发病年龄多在40岁以上，男性多于女性。我国是世界上食管癌高发地区之一，发病率以河南省为最高，江苏、山西、河北福建、陕西、安徽、湖北、山东、广东等省亦为高发区。

外科临床将食管分为颈、胸、腹3段。①颈段：自食管入口至胸骨柄上缘的胸廓入口处。②胸段：又分为上、中、下3段。胸上段自胸廓上口至气管分叉平面；胸中段自气管分叉平面至贲门口全长的上一半；胸下段自气管分叉平面至贲门口全长的下一半；③腹段：通常将食管也包括在胸下段内。食管癌肿发生部位以胸中段较多见，下段次之，上段较少。

90%以上的食管癌属鳞状上皮细胞癌，其次是腺癌。食管癌起源于食管黏膜上皮，癌肿逐渐增大侵及肌层，并沿食管向上、下、全周及管腔内外方向发展，出现不同程度的食管阻塞。晚期癌肿穿透食管壁，侵入纵隔或心包。食管癌主要经淋巴转移，血行转移发生较晚。

一、护理评估

1.健康史

了解患者的家族遗传史、饮食习惯、居住地、生活习惯及是否生活在食管癌高发区，有无长期酗酒、吸烟、进食过快、食物过硬、过热等不良习惯；询问患者是否有食管白斑、瘢痕狭窄、贲门失弛缓症等食管疾病。

2.身体状况

（1）早期症状

早期食管癌患者症状常不明显，仅在吞咽粗硬食物时有不同程度的不适感觉，如吞咽哽噎感、停滞感，胸骨后烧灼样、针刺样或牵拉摩擦样疼痛，食管内异物感等。哽噎停滞感常在饮水后缓解。症状时轻时重，进展较慢。患者出现此类症状，特别是在食管癌高发区，应考虑是否为早期食管癌，同时应注意与慢性咽炎、食管良性疾病及颈部、胸部其他疾病进行鉴别，争取早期发现和诊断食管癌。

（2）典型症状

中、晚期食管癌患者典型的症状为进行性加重的吞咽困难。先是进干硬食物时出现吞咽困难，继而进半流质、流质饮食出现吞咽困难，最后水和唾液也难以吞咽。患者逐渐消瘦、体重下降、乏力、贫血、明显脱水及营养不良。

（3）转移症状

当癌肿侵犯邻近器官时，可出现相应的临床表现，如侵犯喉返神经，可发生声音嘶哑；侵入主动脉，溃烂破裂，可引起致死性大呕血；侵入气管，可形成食管气管瘘，引起进食时呛咳及肺部感染；持续胸痛或背痛，亦表示癌肿可能已侵犯食管外组织。

（4）体征

应重视全面体检，除注意颈、胸部体征外，还应注意全身情况，注意有无肝脏转移性肿块、有无腹腔积液等远处转移征象。

3.辅助检查

（1）脱落细胞学检查

带网气囊食管脱落细胞采集器，对食管癌早期病变，检查的阳性率可达90%~95%，是一种简便易行的普查筛选诊断方法，在食管癌高发区尤其适用。

（2）食管吞钡X线检查

早期X线征象：①食管黏膜皱襞紊乱、粗糙或中断；②小的充盈缺损；③局限性管壁僵硬蠕动中断；④小龛影。中、晚期X线征象：明显的不规则狭窄、充盈缺损、管壁僵硬、狭窄上方食管不同程度的扩张。

（3）纤维食管镜检查

主要可了解病变在食管腔内的情况。对临床已有症状而未能明确诊断者，应作纤维食管镜检查，可直视肿块并钳取活组织作病理学检查。

（4）CT、超声内镜检查

主要用于判断病变向腔外发展的情况。可判断食管癌的浸润层次、向外扩展深度以及有无淋巴结转移。

4.心理社会状况

当患者被确诊为食管癌时，同时出现进行性加重的进食困难，因对恶性肿瘤及不能进食的恐惧，对治疗经济承受能力及治疗的预后担忧等因素，可使患者产生焦虑、恐惧，甚至绝望。

二、常见护理诊断/问题

1.体液不足

与进食困难、摄入不足有关。

2.清理呼吸道无效

与麻醉或手术创伤及手术并发症有关。

3.焦虑/恐惧

与病情进展、预后或惧怕手术及术后能否正常进食等有关。

4.营养失调

与进食减少和癌肿消耗有关。

5.其他

潜在并发症：乳糜胸、吻合口瘘、肺部感染等。

三、护理措施

（一）非手术治疗与术前护理

1.营养支持

纠正营养不良及水、电解质失衡。早、中期食管癌患者，尚能口服者，应指导其合理进食含高热量、高蛋白、高维生素的流质或半流质饮食，并适当给静脉营养；对完全不能进食的晚期患者，则给以全胃肠外营养支持。

2.口腔准备

保持口腔清洁，以增进食欲和预防呼吸道感染。指导患者正确刷牙，进食后漱口，并积极治疗口腔疾病。

3.术前准备

（1）呼吸道准备

为预防术后呼吸系统并发症的有效措施。嘱患者手术前戒烟 2 周以上，并做深呼吸和有效咳嗽训练。

（2）消化道准备

1）食管准备

①食管未完全梗阻、尚能进食者，嘱患者餐后饮少量温开水，并口服抗生素溶液，以起到冲洗食管和局部消炎抗感染作用。②食管完全梗阻、不能进食者，术前 3 日每晚以 0.9%氯化钠溶液加抗生素经鼻插管冲洗食管，可减轻食管局部充血水肿，利于手术操作，减少术中污染，防止吻合口瘘。

2）结肠准备

结肠代食管手术患者，术前 3 日进行结肠肠道准备。

3）置胃管

手术日晨常规置胃管，如不能通过梗阻部位，可置于梗阻部位上端，待手术中直视下再置于胃中，强行插管有致癌细胞大量脱落或局部穿孔的危险。

（二）术后护理

1.一般护理

术后严密监测生命体征直至平稳。术后 2 周未进普食之前作全量或适量静脉营养。

2.呼吸道护理

食管与胃吻合后，胃拉入胸腔，使肺受压，肺扩张受限；手术后切口疼痛、体质虚弱使其咳痰无力，患者易发生呼吸困难、缺氧，以及肺不张、肺炎，甚至呼吸衰竭。手术后第 1 天即应鼓励患者多做深呼吸，促使肺膨胀。痰多、咳痰无力的患者，应行鼻导管深部吸痰，必要时行纤维支气管镜吸痰或气管切开术。颈部吻合者，鼻导管吸痰时，应准确可靠，以免导管误插入食管吻合口处，发生意外损伤。

3.胃肠减压护理

手术后 3~4 日内常规作持续胃肠减压，以减轻或防止腹胀。按胃肠减压常规护理。引流出大量鲜血或血性液，患者出现烦躁、血压下降、脉搏增快等，应考虑吻合口出血，需立即通知医生并配合处理。胃管不通时可作低压冲洗。胃管脱出后应严密观察病情，不应再盲目插入，以免戳穿吻合口，造成吻合口瘘。

4.饮食护理

（1）饮食调整方法

①术后第 1~3 天禁饮禁食、胃肠减压。此时吻合口处于充血水肿期，胃肠蠕动尚未恢复正常。②术后第 4 天肠蠕动恢复后拔除胃管，仍需禁饮食。③术后第 5 天少量饮水。④术后第 6~7 天进半量流质饮食。⑤术后第 8~10 天进全量流质饮食。⑥术后第 11~14 天进半流质饮食。⑦术后第 15 天开始进普食。

（2）进食注意点

禁食期间作全量静脉营养，进普食之前作适量静脉营养。开始进普食后，应注意少食多餐，防止进食过多、速度过快，避免进食生、冷硬食物。进食量过多、过快或因吻合口水肿可导致进食时呕吐，水肿严重者应禁食，给予胃肠外营养，待 3~4 日水肿消退后再继续进食。

（3）营养管护理

目前临床上多数食管及胃肠道手术患者，术中给予留置十二指肠营养管或空肠营养管。留置营养管的患者，术后第 1~3 天禁饮食、胃肠减压。术后第 4~9 天遵医嘱经营养管滴注营养液。术后第 10 天拔除营养管，并口服全量流质饮食。术后第 11 天开始，其饮食调节方法与未留置营养管的患者相同。

5.胸膜腔闭式引流护理

定时挤压引流管，防止引流管折曲受压，保持胸膜腔闭式引流的通畅。观察并记录引流液的质和量。若胸膜腔闭式引流引出血性液体每小时大于 200ml，持续 2~3 小时以上，患者出现烦躁不安、血压下降、脉搏增快、尿量减少等血容量不足的表现，应考虑有活动性出血。若引流液中有食物残渣，提示有食管吻合口瘘；若引流液量多，由清亮渐转混浊，则提示有乳糜胸，应及时通知医生处理。

6.胃肠造瘘术后护理

行胃肠造瘘术的患者，术后第 4 天胃肠功能逐渐恢复正常，胃与腹膜开始形成粘连，即可由导管灌食。

7.结肠代食管术后护理

保持置于结肠袢内的减压管通畅。若从减压管内吸出大量血性液体或呕吐较多咖啡渣样液并伴全身中毒症状，应考虑代食管的结肠袢坏死；同时注意腹部体征。如见以上情况，需及时通知医生并配合处理。结肠代食管吻合术后，因结肠逆蠕动，患者常嗅到粪臭味，需向患者解释原因，并指导其注意口腔卫生，告知患者此现象一般于半年后可逐步缓解。

8.并发症的预防及护理

（1）吻合口瘘

是术后极为严重的并发症，死亡率高达 50%。发生原因：①食管颈、胸段无浆膜覆盖；②食管血液供应呈节段性，易造成吻合口出血；③吻合口张力过大；④感染、营养不良、贫血、低蛋白血症等。

1）表现

发生于术后第 5~10 天，患者可出现呼吸困难、胸腔积液、全身中毒症状、休克甚至脓毒症，胸腔穿刺可抽出带臭味的暗褐色混浊液体；口服亚甲蓝，如经引流管引流出蓝色液体可明确诊断。中段食管癌术后吻合口瘘可能侵蚀主动脉弓而发生猝死。

2）处理措施

颈部吻合口瘘切开引流，多可自愈，无须特殊处理。胸内吻合口瘘处理：①禁食；②胸膜腔闭式引流；③应用抗生素；④输液抗休克、肠外营养支持。

（2）乳糜胸

是较严重的并发症。发生原因主要是术中损伤胸导管。发生于术后第 2~10 天，少数病例可发生在术后第 2~3 周后。主要表现为患者出现胸闷、气急、心悸、血压下降等肺受压及纵隔移位的表现，若未及时正确治疗，可在短期内造成全身消耗、衰竭而死亡。处理措施包括：行胸膜腔闭式引流；进低脂甚至无脂饮食，必要时禁食，给予胃肠外营养支持，输液、输血、输血浆及白蛋白，纠正水、电解质紊乱；必要时行胸导管结扎术。

四、健康教育

1.加强营养，遵守少食多餐的原则。防止进食过多、过快、过硬，以免导致晚期吻合口瘘。

2.告知患者术后常见不适症状，如术后进干、硬食物时可能会出现轻微哽噎症状，如进半流质饮食仍有下咽困难，应来院复诊。结肠代食管术的患者可能嗅到粪便味，一般半年后症状逐渐缓解。

3.加强口腔卫生防护。

4.术后反流症状重者，睡眠时最好取半卧位，并服用抑制胃酸分泌的药物。

第五章 腹外疝患者的护理

腹外疝是腹腔内的脏器或组织离开了原来的部位，经腹壁或盆壁的薄弱、孔隙或缺损处向体表突出。是腹部外科常见疾病之一。

一、护理评估

1.健康史

了解有无腹部外伤或手术史，是否可能造成腹壁缺损、腹壁神经损伤或腹壁薄弱；是否存在年老体弱、过度肥胖、糖尿病等腹壁肌肉萎缩的因素：详细询问可能导致腹内压增高的病史，如慢性咳嗽、习惯性便秘、前列腺增生等，找出引起腹内压增高的原因。

2.身体状况

（1）腹股沟斜疝

肿块呈梨形，平卧或用手将肿块向腹腔推送，肿块可向腹腔内还纳而消失。还纳后用手指通过阴囊皮肤伸入浅环，可感浅环松弛扩大，嘱患者咳嗽，指尖有冲击感。用手指经腹壁皮肤压迫深环，让患者站立并咳嗽，肿块不再出现；将手指松开，则肿块又出现。疝内容物如为肠襻，触诊肿块表面光滑，较软，叩诊呈鼓音，听诊有肠鸣音；如为大网膜则叩诊呈浊音。当发生嵌顿时，表现为突然出现的局部痛性包块或原有的小包块突然增大并伴有剧烈疼痛；平卧或用手推送不能使疝内容物还纳，疝块紧张发硬，有触痛。当出现绞窄时，局部有红、肿、热、痛等急性炎症表现，若疝内容物坏死穿孔可引起局部蜂窝织炎或腹膜炎的表现，甚至发生感染性休克。阴囊透光试验阴性。

（2）腹股沟直疝

常见于年老体弱者。主要表现为患者站立或腹内压增高时，在腹股沟内侧、耻骨结节外上方出现一半球形肿块，不伴疼痛和其他症状。平卧后疝块多能自行消失，不需用手推送复位，极少发生嵌顿。疝内容物不进入阴囊。疝块还纳后指压腹股沟管深环，不能阻止疝块出现。

（3）股疝

疝块一般较小，早期多无明显症状，尤其是肥胖的患者难以察觉。部分患者在站立、行走或腹内压增高时，在股部隐静脉裂孔处出现一半球形肿块，质软，有轻度胀痛感。嵌顿时若为大网膜表现为局部肿块不能回纳而有触痛；若为肠管则出现腹部阵发性疼痛或持续性疼痛阵发性加重，伴有恶心、呕吐、肛门停止排气等急性肠梗阻表现。一旦发生嵌顿可迅速发展为绞窄性疝。

（4）脐疝

婴儿脐疝表现为在哭泣或用力排便、站立时，脐部肿块增大、紧张，平卧后肿块消失，很少发生嵌顿。成人脐环狭小容易发生嵌顿和绞窄，肿块不能完全回纳，如发生嵌顿可出现腹痛、恶心、呕吐等症状。

3.心理状态

患者常因疝块反复突出影响工作和生活而感到焦虑不安。

4.辅助检查

了解阴囊透光试验结果，若为鞘膜积液，多为透光（阳性），而疝块不能透光；周围血白细胞计数和中性粒细胞比例是否升高；粪便检查是否显示隐血试验阳性或见白细胞；X线检查是否有肠梗阻表现。

二、常见护理诊断/问题

1.疼痛

与疝块嵌顿或绞窄及手术创伤有关。

2.知识缺乏

缺乏预防腹外疝复发的有关知识。

3.体液不足

与嵌顿性疝或绞窄性疝引起的机械性肠梗阻有关。

4.潜在并发症

术后阴囊血肿、切口感染。

三、护理措施

1.非手术疗法及术前护理

（1）休息

疝块较大者应多卧床休息以减少活动，离床时应用疝带压住疝环，避免疝内容物脱出而造成嵌顿。

（2）避免腹内压增高

除紧急手术外，术前如有咳嗽，便秘、排尿困难等引起腹内压增高的因素均给予相应处理，待症状控制后再择期手术。术前患者戒烟 2 周；注意保暖，防止着凉感冒；多饮水，多吃蔬菜等粗纤维食物，保持大便通畅。

（3）观察腹部情况

患者如出现腹痛，伴疝块突然增大、紧张发硬且触痛明显，平卧时不能还纳腹腔应警惕嵌顿疝发生。

（4）术前准备

术前嘱患者沐浴，按规定的范围严格备皮，防止切口感染。手术前 1 晚应灌肠，清洁肠内粪便，以防止术后腹胀及便秘。患者进入手术室前嘱其排尽尿液。防止术中损伤膀胱。

（5）急诊手术前护理

嵌顿性或绞窄性腹外疝，尤其是合并急性肠梗阻的患者，往往有脱水、酸中毒和全身中毒症状。甚至发生感染性休克，此时应紧急手术治疗，应立即嘱患者禁饮食，遵医嘱给予输液、抗感染、胃肠减压，纠正体液平衡失调，并做好急诊常规术前准备。

2.术后护理

（1）体位

术后取仰卧位 3 日，膝下垫一软枕，使膝关节、髋关节微屈，以松弛腹股沟区的切口张力，减小腹腔内压力，有利于伤口愈合和减轻切口疼痛。

（2）饮食

术后 6~12 小时如患者无恶心、呕吐等症状可进流质饮食，逐步改为半流质饮食、普通饮食。行肠切除吻合术者术后应禁食，待胃肠道功能恢复后才可进流质饮食，再逐步过渡到半流质饮食。

（3）活动

术后 3~6 日可离床活动，这样既能保证手术切口愈合的牢固，又可避免腹内压的增高。采用无张力疝修补术的患者可以于术后第 2 日离床活动，但年老体弱、复发性疝、绞窄性疝、巨大疝的患者应推迟下床活动时间。卧床期间要加强生活护理。

（4）预防阴囊血肿

术后 24 小时患者平卧时可在切口部位用沙袋（重 0.5kg）压迫，以减轻渗血。用“丁”字带托起阴囊或在阴囊下方垫一小软枕抬高阴囊，有利于静脉、淋巴回流，防止阴囊积血积液；如已形成阴囊血肿，应协助医师进行穿刺抽血并加压包扎。

（5）预防感染

应保持切口敷料清洁、干燥，避免大小便污染，尤其是婴儿应加强护理。如发现敷料污染或脱落应及时更换。绞窄性疝手术后易发生腹腔或切口感染，应放置引流管并保持引流通畅，术后常规使用抗生素，注意观察体温、脉搏的变化，引流物的性质和量。腹部情况及切口有无红肿、疼痛等，一旦出现感染征象应尽早处理。

（6）防止腹内压增高

剧烈咳嗽和用力排便均可使腹内压增高，因此术后应注意保暖，以防受凉引起咳嗽。如有咳嗽除遵医嘱应用药物治疗外，还应指导患者在咳嗽时用手掌按压切口，以减小切口张力。保持排便通畅，如有便秘应及时给予通便药处理。

四、健康教育

1.患者出院后应适当休息，3 个月内不得参加重体力劳动或提举重物。

2.积极预防和治疗引起腹内压增高的因素，如慢性咳嗽、习惯性便秘、排尿困难、腹腔积液等。

3.如出现腹外疝复发，应及时诊治。

第六章　胃肠疾病患者的护理

第一节　胃、十二指肠溃疡

胃、十二指肠局限性圆形或椭圆形的全层黏膜缺损，称为胃十二指肠溃疡。因溃疡的形成与胃酸一蛋白酶的消化作用有关，也称为消化性溃疡。随着纤维内镜技术的不断完善、新型制酸剂和抗幽门螺杆菌药物的应用使溃疡的诊断和治疗发生了很大改变。外科治疗主要用于急性穿孔、出血、幽门梗阻或药物治疗无效的溃疡患者，以及胃溃疡恶性变等情况。

一、护理评估

（一）健康史

出现严重并发症前，大多数患者有溃疡病史，同时应注意患者有无生活过度紧张、饮食不规律和溃疡反复发作的病史；急性穿孔前患者多有暴饮暴食、进食刺激性食物、情绪激动、过度疲劳等诱发因素。

（二）身体状况、辅助检查和治疗效果

溃疡病的临床知识在内科护理中已描述，以下重点叙述其严重并发症的主要临床知识。

1.急性穿孔

急性穿孔是胃、十二指肠溃疡最严重的并发症。起病急、变化快、病情危重，需要紧急处理。溃疡穿孔是活动期胃、十二指肠溃疡向深部侵蚀并穿破浆膜的结果。穿孔部位多见于幽门附近的胃或十二指肠球部的前壁。急性穿孔后，具有强烈刺激性的胃液、十二指肠液以及食物等进入腹腔，刺激腹膜，立即引起化学性腹膜炎。数小时后由于细菌繁殖逐渐发展为细菌性腹膜炎。

（1）身体状况

多数患者既往有溃疡病史，穿孔前数日溃疡病症状加重。在情绪波动、过度疲劳、刺激性饮食或服用皮质激素药物等诱因下，突然发生。

1）症状

多数突然发生于夜间空腹或饱食后，表现为骤起上腹部刀割样剧痛，迅速扩散至全腹，常伴有面色苍白、出冷汗、脉搏细速、血压下降等表现。当胃内容物沿右结肠旁沟向下流注时，可出现右下腹疼痛，疼痛可向肩部放射。继发细菌感染后，腹痛及全身感染中毒症状加重。

2）体征

患者表情痛苦，卷曲卧位、不愿移动，腹式呼吸减弱或消失；全腹有明显压痛、反跳痛，腹肌紧张呈“木板样”强直，以上腹部最为显著；大部分患者有气腹征，叩诊肝浊音界缩小或消失，可有移动性浊音；听诊肠鸣音减弱或消失。随着感染的加重，患者可出现发热、脉快，甚至肠麻痹、感染性休克。

（2）辅助检查

站立位 X 线检查约有 80%患者膈下可见新月样游离气体影；腹腔穿刺可见黄绿色混浊液或含有食物残渣。

2.急性大出血

胃、十二指肠溃疡大出血是消化性溃疡最常见的并发症。溃疡大出血是指溃疡侵蚀动脉引起明显的出血症状，表现为大量呕血和柏油样便，出血量大、速度快可导致休克。胃、十二指肠溃疡大出血是溃疡侵蚀基底部血管并导致其破裂的结果。胃溃疡大出血好发于胃小弯。十二指肠溃疡大出血要发于球部后壁。出血后，血容量减少、血压降低、血流缓慢，可在血管破裂处形成凝血块而暂时止血。但因胃肠道蠕动和胃、十二指肠内容物与溃疡的接触，暂时停止的出血可能再次出血。

（1）身体状况

溃疡病出血的临床表现取决于出血量及出血速度。主要症状为呕血和柏油样黑便。呕血及黑便后头晕、目眩、乏力、心悸甚至晕厥或休克。多数患者具有典型的溃疡病史，近期常有服用阿司匹林等药物的情况。若出血缓慢，患者血压、脉搏改变不明显。若短时间内出血量超过 800ml，可出现出冷汗、脉搏细速、呼吸浅快、血压降低等休克征象。

（2）辅助检查

血常规检查示血红蛋白、红细胞计数和血细胞比容均下降；纤维胃镜有助于诊断。

3.瘢痕性幽门梗阻

瘢痕性幽门梗阻时由于幽门管、幽门溃疡或十二指肠球部溃疡反复发作而形成的瘢痕缩窄，合并幽门痉挛水肿时，能引起幽门梗阻。溃疡引起幽门梗阻的原因有三种，分别是痉挛、炎性水肿及瘢痕。前两种梗阻是暂时的、可逆性的，在炎症消除、痉挛缓解后梗阻解除。瘢痕性幽门梗阻则是永久性的，必须手术治疗。

梗阻初期，由于胃排空受阻，必须加强蠕动以促进胃内容物排出，久之则产生胃壁肌肉代偿性增厚；随着病情的发展，胃排空障碍不断加剧，胃代偿功能进一步减退；终因蠕动减弱、胃内容物滞留而致呕吐，进而引起水、电解质和营养素的严重损失。由于大量氢离子、氯离子及钾离子随胃液大量丢失，同时，钾离子还从尿液中增加了排出量（肾小管内氢、钾的离子交换），从而导致低氯、低钾性碱中毒。

（1）身体状况

患者多有长期溃疡病史。其突出症状是腹痛和反复呕吐，多发生在下午或夜间，呕吐量大，一次可达 1000~2000ml。呕吐物为隔夜宿食，有酸臭味，不含胆汁。呕吐后稍感胃部舒适，故患者常自行诱发呕吐以减轻症状。患者常有少尿、便秘、贫血等慢性消耗表现。体检时，患者营养不良性消瘦、皮肤干燥、弹性消失、上腹部隆起可见胃型和蠕动波，上腹部可闻及振水声。

（2）辅助检查

X 线钡餐造影显示胃高度扩张、蠕动减弱、有大量潴留液，钡剂下沉出现气、液、钡三层分离现象；血液生化检查可见氯离子降低、钾离子降低、碳酸氢根离子增加。

（三）心理-社会状况

溃疡病好发于青壮年，反复发作，病程长，经久不愈，可直接影响到患者的生活、学习及工作，因此患者常产生焦虑、急躁的情绪。年龄大，病程长的患者往往惧怕癌变，产生恐惧、担忧的心理。急性严重并发症的患者由于发病急，病情危重需急症手术，易产生焦虑、恐惧、紧张心理。长期的慢性病程还会影响到患者的家庭生活及经济状况。

二、常见护理诊断/问题

1.焦虑/恐惧

与疾病知识缺乏及对手术和疾病预后的顾虑有关。

2.体液不足

与呕吐、腹膜渗出及禁食等因素有关。

3.营养失调

低于机体需要量与摄入减少及丢失、消耗过多有关。

4.疼痛

与胃肠黏膜受侵蚀、胃肠内容物对腹膜的刺激及手术的创伤有关。

5.知识缺乏

缺乏对疾病本身及术后营养调理、饮食等康复知识的了解。

6.潜在并发症

出血、十二指肠残端破裂、吻合口破裂或瘘、梗阻及倾倒综合征等。

三、护理措施

（一）术前护理

1.一般护理

根据病情，给予患者高蛋白、高热量高维生素、易消化的饮食，并指导患者应少食多餐。

2.用药护理

嘱患者应用减少胃酸分泌、解痉及抗酸等药物，并观察其疗效。

3.急性穿孔患者的护理

严密观察患者生命体征及腹痛、腹膜刺激征、肠鸣音变化等；休克患者应取平卧位，病情稳定后可取半卧位，并积极治疗休克；患者应禁食、禁饮、持续胃肠减压，防止胃肠内容继续漏入腹腔；遵医嘱补液及使用抗生素；做好急症手术前的准备。

4.急性大出血患者的护理

严密观察呕血及便血情况，观察记录出血量；严密监测生命体征，观察有无口渴、肢冷、尿少等循环血量不足的表现；患者取平卧位；禁饮食；适当给予镇静剂；及时输血、补液，应用止血药物以纠正贫血和休克；做好急症手术前的准备工作。

5.瘢痕性幽门梗阻患者的护理

输液、输血以纠正营养不良及脱水，纠正低氯、低钾性碱中毒；根据病情给予流质饮食或进食；做好术前准备，术前3日开始行胃肠减压，经胃管给予300~500ml的温生理盐水洗胃，以减轻胃黏膜水肿和炎症，利于术后吻合口的愈合。

6.拟行迷走神经切断术患者的护理

术前测定胃酸，包括夜间12小时分泌量、最大分泌量及胰岛素试验分泌量，为手术提供参考依据。

7.心理护理

对于急性穿孔及急性大出血的患者，及时安慰患者，缓解紧张、恐惧情绪，介绍相关知识。

（二）术后护理

1.一般护理

（1）卧位

术后患者取平卧位，血压平稳后可取低半卧位，以利于减轻切口张力，缓解疼痛，也有利于呼吸和循环及腹腔引流。卧床期间，多协助患者翻身。若病情允许，应鼓励患者尽早下床活动，活动量因人而异，以促使胃肠道功能的恢复。

（2）维持水、电解质平衡

禁食期间经静脉补充液体，并详细记录 24 小时出入量，必要输血浆或全血，以提供患者需要的水、电解质和营养。

（3）饮食护理

拔出胃管后当天可进少量水或米汤，第 2 天进半量流质饮食，第 3 天进全量流质饮食，若无不适，第四日可进半流质饮食，以稀饭为好，第 10~14 天可进软食。应注意避免生、硬、辣等刺激性食物；尽量少食牛奶、豆类等产气食物。注意少食多餐，每日 5~6 餐，逐步减少用餐次数及增加每餐数量，以致恢复正常饮食。

2.术后并发症的观察、预防及护理

（1）术后胃出血

表现为术后胃管不断吸出新鲜血液，24 小时不能自止。可采取禁食、止血、输血等措施控制出血。若非手术疗法不能达到止血效果，或者出血量大于 500ml/h，则应手术止血。

（2）十二指肠残端破裂

为毕氏Ⅱ式胃大部切除术后早期最严重的并发症，多发生于术后的 3~6 日。临床表现为突发性上腹部剧痛、发热、腹膜刺激征及白细胞计数增加，腹腔穿刺可抽出胆汁样液体。一旦确诊，应立即手术治疗。

（3）胃肠吻合口破裂或瘘

术后早期并发症，多发生于术后 5~7 日，早期发生者常引起明显的腹膜炎症状和体征，晚期发生者则因腹腔内局部形成粘连，可产生局限性脓肿或向外穿破而形成腹外瘘。出现腹膜炎者，应立即手术修补，局限性脓肿或腹外瘘者，除行局部引流术外还应给予胃肠减压和营养支持治疗，促进瘘口的愈合，若经久不愈，则应再次手术治疗。

（4）术后梗阻

1）输入端梗阻

有急、慢性两种类型。急性输入端梗阻表现为上腹部剧烈疼痛呕吐伴上腹部压痛，呕吐物量少，多不含胆汁，上腹部可扪及包块。急性完全性输入端梗阻属于闭袢性肠梗阻，容易形成肠绞窄，病情不缓解者应行手术解除梗阻。慢性不完全性输入端梗阻，表现为餐后半小时上腹部胀痛或绞痛，伴大量呕吐，呕吐物为胆汁，几乎不含食物，呕吐后症状缓解消失。不完全性输入端梗阻应采取保守治疗，包括：禁食、胃肠减压、营养支持等疗法。若无缓解，可行手术治疗。

2）输出端梗阻

患者表现为上腹部饱胀，呕吐食物和胆汁，X线检查可确定梗阻部位。若保守治疗无效，需行手术治疗。

前两者见于毕氏Ⅱ式胃大部切除术后。

3）吻合口梗阻

患者表现为进食后上腹部饱胀、不适、呕吐食物不含胆汁。X线检查可见钡剂完全停留在胃内。若保守治疗无效，需行手术治疗。

（5）倾倒综合征

根据症状出现的早晚可分为两种类型。

1）早期倾倒综合征

多于进食后30分钟内发生，患者出现心悸、心动过速、出汗、无力、面色苍白等表现，伴有恶心呕吐、腹部绞痛、腹泻等消化道症状，多数患者经调整饮食后，症状能减轻或消失。处理方法：少食多餐，避免过甜、过咸、过浓流质食物，宜进食低碳水化合物、高蛋白食物。进食时限制饮水。进食后平卧10~20分钟。饮食调整后症状不缓解，应用生长抑素治疗。手术治疗应慎重。

2）晚期倾倒综合征

又称低血糖综合征。患者表现为餐后2~4小时出现头晕、心慌、无力出冷汗、脉搏细弱甚至晕厥，也可导致虚脱。处理方法：饮食调整、食物中加入果胶延缓碳水化合物吸收等措施，症状可缓解。症状严重者，可应用生长抑素，改善症状。

（6）碱性反流性胃炎

患者表现为上腹部或胸骨后烧灼样疼痛、呕吐胆汁样液体及体重减轻。抑酸制剂无效，较顽固。一般应用胃黏膜保护剂、胃动力药及胆汁酸结合药物。症状严重者，可考虑手术治疗。

（7）残胃癌

胃、十二指肠溃疡行胃大部切除术后5年以上，残留胃发生的原发癌，好发于术后20~25年。患者表现为上腹部疼痛不适、进食后饱胀、消瘦、贫血等症状，胃镜检查取活检可明确诊断。

四、健康指导

1.向患者宣传饮食定时、定量、细嚼慢咽的卫生习惯；少吃生冷、过热、辛辣及油炸食物；严格禁止酗酒吸烟；同时注意劳逸结合，行为规律的健康生活方式；加强自我调节能力，稳定情绪，豁达乐观，以减少溃疡病发生的客观规律。

2.向患者说明坚持药物治疗的重要性，争取非手术治疗愈合。提醒患者注意服药的时间、方式、剂量及药物的毒副作用；避免服用对胃黏膜有损害的药物，如阿司匹林、吲哚美辛（消炎痛）、皮质激素等。

3.若作了胃大部切除术，告诉患者术后一年内胃容量受限，宜少食多餐，并应保证丰富的营养，逐步过渡到正常饮食。

4.术后或出院时应向患者及家属讲解手术后期并发症的表现和防治方法，并嘱咐患者定期随访，若有不适应及时就诊。

第二节　胃癌

胃癌在我国各种恶性肿瘤中居首位，也是消化道常见的恶性肿瘤。发病年龄以40~60岁多见，男女比例为2∶1。胃癌起病隐匿，早期表现缺乏特异性，故早期诊断较困难。胃癌好发于胃窦部，约占50%，其次为胃小弯，再次为贲门部，其他部位少见。

一、护理评估

（一）健康史

目前认为胃癌的发病多有不良的饮食史（主要原因）、慢性胃病史、生活环境差异史、家族史和胃幽门螺旋杆菌感染史等。

（二）身体状况

早期胃癌临床症状多不明显，缺乏典型特征，少数患者有恶心、呕吐或类似溃疡病的上消化道症状，诊断率较低。进展期胃癌最常见的症状是疼痛及体重减轻，患者常有明显的上消化道症状，如上腹部不适、进食后饱胀，因病情发展而上腹部疼痛加重，食欲减退、乏力、消瘦，并可伴有恶心、呕吐。此外，不同部位的肿瘤可有特殊的临床表现。贲门胃底癌可有胸骨后疼痛和进行性吞咽困难；幽门附近的胃癌有幽门梗阻的表现；肿瘤破坏血管后可有上消化道出血的症状如呕血、黑便。

晚期胃癌患者常有贫血、消瘦、营养不良甚至恶病质等表现。

（三）辅助检查

1.血常规检查

中、晚期患者红细胞计数、血红蛋白值均下降。

2.大便隐血检查

常呈持续阳性。

3.X 线检查

钡餐可发现不规则充盈缺损或腔内壁龛影。气钡双重造影可发现较小而表浅的病变。

4.纤维胃镜检查

诊断早期胃癌的有效方法。可直接观察病变部位，且可取活组织镜检。

5.细胞学检查

可进行胃内冲洗，冲洗液镜下查找癌细胞。

（四）心理-社会状况

患者在已知患癌症的情况下，有恐惧、绝望悲哀、沮丧及忧虑等心理变化；对治疗缺乏信心，甚至放弃治疗；胃癌并发急性穿孔、出血、幽门梗阻的并发症时不但患者痛苦加重，也易产生焦虑或恐惧感；患者缺乏手术治疗、化学治疗及康复知识，心理准备不充分，会表现出忧虑的情绪。

二、常见护理诊断/问题

1.焦虑/恐惧

与环境改变、担心手术及胃癌预后有关。

2.营养失调

低于机体需要量与摄入不足及消耗增加有关。

3.疼痛

与癌症及手术创伤有关。

4.潜在并发症

出血、感染、穿孔、梗阻、吻合口瘘等。

三、护理措施

（一）非手术治疗及术前护理

1.一般护理

患者应少食多餐，进食高蛋白、高热量、高维生素、易消化饮食。对于营养状态差的患者，术前应予纠正，必要时静脉补充血浆或全血，以提高手术耐受力。术前 1 日进流质饮食。

2.控制感染

遵医嘱应用有效的抗生素防治感染。

3.严密观察病情

注意患者的体温、脉搏、神志和腹部体征，以及实验室检查结果。一旦病情加重，应急症手术。

4.心理护理

术前应做好患者的安慰工作，真实而灵活地回答患者提出的问题，解释疾病及手术的相关知识。

5.完善术前常规检查及术前常规准备工作。

（二）术后护理

1.一般护理

（1）体位与活动

患者全麻清醒，血压稳定后取低半卧位，患者卧床期间，协助患者翻身。若病情允许，应鼓励患者尽早下床活动，以促使胃肠道功能的恢复。

（2）禁食与营养

术后暂禁食，禁食期间，遵医嘱静脉补充液体，维持水、电解质平衡并提高必要营养素；记录 24 小时出入量，以便保证合理补液；若患者营养状况差或贫血，应补充血浆或全血，拔除胃管后试验饮水或米汤，逐渐过渡到半量流质饮食、全量流质饮食、半流质饮食、软食至正常饮食。

2.并发症的观察、预防及护理

术后主要并发症有出血、胃排空障碍、吻合口破裂或瘘、十二指肠残端破裂及术后梗阻等。

四、健康指导

1.让患者及家属了解引发胃癌的相关因素，指导患者饮食及相关的生活习惯；注意防治与胃癌有关的疾病。

2.讲解化疗的必要性及化疗副作用的预防，定期检查血象、肝功能等，并注意预防感染。

3.讲解术后饮食及应注意的问题；讲解术后并发症的表现及预防措施。

4.定期随访，发现问题，尽早诊治。

第三节　阑尾炎

阑尾的急性化脓性感染称为急性阑尾炎，是外科最常见的急腹症，可发生于任何年龄，但以青少年多见，男性多于女性。

一、护理评估

（一）健康史

阑尾炎的发生与多种因素相关，阑尾腔梗阻后并发感染为基本病因，暴饮暴食、过度疲劳及生活不规律等可诱发。应详细询问发病经过和既往病史，注意以下病因相关因素。

1.阑尾管腔阻塞

是急性阑尾炎的最常见原因，阑尾的解剖学特点是易于发生管腔阻塞的重要基础，如阑尾是一盲管、开口细小、管腔狭长且呈弧形卷曲等。因阑尾淋巴组织丰富，由于淋巴滤泡明显增生而引起的阻塞最为多见，约占60%。粪石所致亦较常见，约占35%。其他因素，如食物残渣、异物、肿瘤、寄生虫的虫体与虫卵等，也可造成管腔阻塞，但很少见。此外，胃肠功能紊乱可反射性引起阑尾平滑肌痉挛而诱发阑尾炎。阑尾管腔阻塞后，因分泌物积聚，腔内压力不断上升，导致管壁血运障碍，局部抵抗力下降而易于受到细菌侵袭，并使阑尾炎症加剧。

2.细菌入侵

引起阑尾炎的致病菌多为肠道内的各种革兰阴性杆菌和厌氧菌，常因阑尾腔内细菌繁殖、直接侵入而致。血源性感染和周围脏器或组织的炎症蔓延，也可引起阑尾炎。由于炎症反应使阑尾腔内压力进一步增高，阑尾壁间质压力亦升高，使管壁血运障碍更加严重，最终可致管壁的坏死及穿孔。

（二）身体状况

1.急性阑尾炎

（1）腹痛

常为急性阑尾炎患者早期就医的主要原因，70%~80%的患者表现为典型的转移性右下腹痛，即疼痛最初始发于上腹部，渐移向脐周围，数小时（6~8 小时）后转移至右下腹并局限于阑尾所在区域，呈持续性疼痛。少数患者发病初期即表现为右下腹痛，或是阑尾位置变异使腹痛部位发生变化，如肝下区阑尾炎出现右上腹痛，盆位阑尾炎为耻骨上区腹痛，盲肠后位阑尾炎则在右侧腰部疼痛。由于阑尾炎的病理类型不同，其腹痛特点可有所差异。一般急性单纯性阑尾炎表现为轻度隐痛，急性化脓性阑尾炎为阵发性胀痛且较严重，坏疽性阑尾炎常呈持续性剧烈腹痛，当并发穿孔时可有暂时腹痛缓解，而在继发腹膜炎后又出现腹痛持续加剧。

（2）胃肠道症状

常有食欲不振及恶心、呕吐反应；部分病例因胃肠功能紊乱可出现腹泻或便秘；盆位阑尾炎或盆腔脓肿时，由于炎症刺激直肠和膀胱，可引起频繁排便及里急后重、黏液便等症状；继发弥漫性腹膜炎后，尚可因麻痹性肠梗阻而引起腹痛、呕吐、腹胀和排便排气停止等相应表现。

（3）全身症状

以体温改变较突出，急性化脓性阑尾炎体温常超过 38℃，坏疽性和穿孔性阑尾炎可达 39~40℃，甚至更高，并常伴有乏力、脉速表现。发生化脓性门静脉炎时可出现寒战、高热和黄疸，弥漫性腹膜炎还会引起明显脱水征象，感染性休克时四肢厥冷、脉搏细弱、呼吸急促、血压下降，并可有神志改变。

（4）体征

右下腹固定压痛在急性阑尾炎早期即存在，且压痛程度与病变严重程度相关，是最常见的重要体征。压痛点通常位于麦氏点，少数患者因阑尾解剖位置变异可有不同，但往往都会固定在一个位置。继发局限性或弥漫性腹膜炎时，压痛范围相应扩大，而压痛最明显处仍是阑尾所在部位。腹膜受到炎症刺激后，还会出现腹肌紧张、反跳痛以及肠鸣音减弱或消失等体征。若有阑尾周围脓肿，可在右下腹触及压痛性包块，边界不清、活动度差。

对于阑尾位置有变异的患者，还可通过以下检查获得有意义的体征：①结肠充气试验：协助患者仰卧，检查者一手压住患者左下腹降结肠区，再用另一手反复按压近侧结肠，以刺激结肠内积气传至盲肠和阑尾部位，若引起右下腹痛感者为阳性。②腰大肌试验：协助患者左侧卧，检查者将其右下肢向后过伸，如引起右下腹疼痛为阳性，提示盲肠后位或腹膜后位阑尾炎。③闭孔内肌试验：协助患者仰卧、右髋和右膝关节屈曲 90°，使其右股向内旋转，此时若引起右下腹疼痛则为阳性，提示盆位阑尾炎。④直肠指检：直肠右前方触痛反应有助于盆位阑尾炎的诊断，或提示炎症已波及盆腔。发生阑尾穿孔时直肠前壁可有广泛压痛，若形成盆腔脓肿还可触及痛性肿块。

2.特殊类型急性阑尾炎

（1）妊娠期急性阑尾炎

妊娠期阑尾炎约占医院阑尾炎总数的 2%，多发生于妊娠前 6 个月。由于妊娠期盆腔器官充血，炎症发展常较快，并发穿孔的机会亦较多，其危险性往往较大。妊娠早期急性阑尾炎的临床表现无异于一般急性阑尾炎，但妊娠中、后期阑尾炎随着子宫增大，盲肠和阑尾的位置发生改变，腹壁被抬高，大网膜受推挤而向上方移位，由此出现阑尾炎压痛点上移腹膜刺激征不明显及炎症难以局限等特点。此外，炎症刺激子宫收缩，还可诱发流产、早产，使病情更加复杂，甚至威胁孕妇和胎儿的生命安全。

（2）小儿急性阑尾炎

12 岁以下的小儿急性阑尾炎约占总数的 4%~5%，因年龄幼小，常不能清晰、准确提供病史，检查时难以很好配合，故资料收集较困难。小儿阑尾壁薄、管腔细小，加之大网膜发育不健全、对炎症的局限能力差，与成人相比，小儿急性阑尾炎具有发展快病情重、穿孔率高、并发症多等特点，常较早出现高热、呕吐、腹泻等症状，而转移性右下腹痛多不典型，局部压痛和肌紧张是重要体征，但若检查不合作则影响病情判断。护理体检时应耐心细致，尽量赢得患儿配合与信赖，动作轻柔、左右对比，并注意观察患儿反应，争取获得较准确的结果。

（3）老年人急性阑尾炎

伴随人口的老龄化，60 岁以上老年人急性阑尾炎的发病数亦有所增加，约占总数的 10%。老年人痛觉迟钝、腹肌薄弱、反应性差，所以急性阑尾炎发生后其症状、体征往往不突出，常因临床表现与病理改变不一致而延误诊断和治疗。由于防御机能减退、阑尾壁薄、血管硬化、大网膜萎缩等因素的影响，老年人阑尾发炎后易导致坏死、穿孔及形成弥漫性腹膜炎。一些老年期的慢性疾病如冠心病、高血压、阻塞性肺病、糖尿病、肾功能不全等，也常使急性阑尾炎的病情更加复杂而严重。

3.慢性阑尾炎

慢性阑尾炎多继发于急性阑尾炎病后，少数起病隐匿、发展缓慢，为原发性慢性阑尾炎。临床主要表现为经常发生的右下腹不规则疼痛，隐痛不适或时轻时重，阑尾部位较固定的局限性压痛是重要体征，一般无腹肌紧张、反跳痛及腹部包块。饮食不节、剧烈活动、疲劳等可使症状加重或诱发急性发作，部分病例的病程中有反复急性发作史。

（三）辅助检查

1.实验室检查

急性阑尾炎患者血常规检查常有白细胞计数升高，可达（10~20）×10^9/L，中性粒细胞比例增加，多为80%~90%，可发生核左移。老年人急性阑尾炎时无明显白细胞计数变化。当阑尾炎症累及输尿管或膀胱时，尿液检查可见镜下少量红细胞与白细胞。

2.影像学检查

B超、CT可发现肿大的阑尾或脓肿，腹部X线平片可见盲肠扩张和液气平面，偶见钙化的粪石和异物影。回盲部钡透显示阑尾腔内的钡剂排空时间延长及阑尾未显影等，有助于慢性阑尾炎的诊断。

（四）心理-社会状况

急性阑尾炎患者常见的心理反应有紧张、焦虑、无所适从和恐惧。部分患者因对疾病的严重性认识不足或惧怕手术而拒绝早期手术，甚至逃避手术；妊娠期阑尾炎可引起孕妇及其家庭顾虑重重、慌乱、无助；小儿急性阑尾炎时常哭闹不安，由于病情严重、诊断困难致使父母忧心如焚；老年人急性阑尾炎多就诊较迟，对疾病严重性认识不足，易延误诊断和治疗，加之麻醉和手术的耐受性差而使患者及其家属担忧预后。

二、常见护理诊断/问题

1.疼痛

与阑尾炎症刺激或手术创伤有关。

2.体温过高

与细菌及其毒素作用引起炎症反应有关。

3.体液不足

与呕吐、禁食、发热及腹膜大量炎性渗出有关。

4.焦虑

与突发疾病及需急诊手术带来的心理应激有关。

5.知识缺乏

缺乏麻醉、手术和术后康复知识。

6.潜在并发症

术后出血、腹膜炎、腹腔脓肿、切口感染、粘连性肠梗阻、阑尾残株炎、粪瘘等。

三、护理措施

（一）非手术治疗与术前护理

1.一般护理

急性发作期嘱患者卧床休息，取半卧位或右侧卧位、肢体屈曲；除轻症单纯性阑尾炎患者可进流质饮食以外，一般应禁食，通过静脉补液以维持体液平衡。

2.对症护理

高热患者需采取有效物理降温；呕吐剧烈者适当使用止吐剂，及时清理呕吐物及增进舒适；疼痛患者可遵医嘱给予针灸或解痉剂减轻症状，诊断未明确之前禁用吗啡、哌替啶等麻醉性镇痛剂，以免掩盖病情；便秘者可使用开塞露，但禁服泻药及灌肠，避免诱发阑尾穿孔或炎症扩散。

3.控制感染

遵医嘱应用有效抗菌药物，如氨苄西林、大孢霉素、甲硝唑等，观察用药效果和药物不良反应。

4.病情观察

非手术治疗期间应加强巡视、严密观察病情变化，一般每 2~4 小时测量生命体征，间隔 6~12 小时查血常规，同时观察患者腹部症状和体征的演变，一旦病情恶化或有门静脉炎、腹膜炎、感染性休克征象，应及时报告医师，并积极做好术前准备工作。

5.心理护理

关心患者，多与患者及其家属沟通交流，耐心解释、安慰，给予心理支持，使其焦虑减轻，情绪稳定，增强对治疗的信心。

6.术前准备

根据情况做好急诊或择期手术前常规准备，如协助完成各项检查、通知患者禁食水、做好手术区皮肤准备和药物过敏试验等。小儿患者术前还应积极补液以纠正脱水和电解质紊乱；老年人加强对伴发内科疾病的处理以提高对麻醉和手术的耐受性；妊娠期阑尾炎术前使用黄体酮以减少宫缩、防止流产或早产。

（二）术后护理

1.体位

术后一般先根据麻醉方式安置适当体位，待麻醉恢复、血压平稳后常取半卧位，以利于呼吸、减轻切口疼痛及有助于腹腔引流。

2.饮食

一般术后禁食1~2日，肛门排气、肠蠕动恢复后可从流食逐渐过渡至普食，指导患者勿进过多甜食、牛奶、豆制品等，避免产气过多引起腹胀不适。

3.活动

鼓励术后早期活动，轻症患者手术当天即可下床活动，重症患者可先进行床上主动或被动活动，随着病情稳定逐渐下床活动。早期活动不仅增进血液循环、有利切口愈合，而且还可促进肠蠕动及防止肠粘连。

4.切口与引流的护理

经常观察，及时更换敷料，保持切口敷料清洁、干燥，预防切口感染。如有腹腔引流管，应按常规做好相应护理，如妥善固定、保持通畅、观察记录等。一般在术后48~72小时，引流量逐渐减少、颜色变淡、患者体温及白细胞计数正常时，可考虑拔管。

5.并发症的观察、预防及处理

（1）出血

常发生于术后24~48小时内，多因阑尾系膜结扎线松脱所致，虽较少见但后果严重，可引起腹腔内大出血，甚至休克。因此应密切观察，一旦发现术后患者有面色苍白、腹胀、腹痛、脉速、血压下降等失血征象，应及时通知医师，立即输血、补液，做好紧急手术止血的准备。

（2）切口感染

为阑尾炎术后最常见的并发症，尤其易发生于化脓性或穿孔性阑尾炎患者，手术时切口污染、异物存留、血肿及引流不畅等是常见原因。表现为术后2~3日体温升高，局部红肿、胀痛与压痛等，应拆去缝线，排出脓液，充分引流，加强换药。

（3）粘连性肠梗阻

由于局部炎性渗出、手术损伤，异物刺激及术后缺乏活动等多种因素影响，阑尾炎术后并发粘连性肠梗阻较常见。早期手术、早期离床活动可减少此并发症。一般经非手术治疗可痊愈，严重者需手术治疗。较常见的并发症。病情重者应手术治疗。

（4）其他并发症

如腹腔脓肿、阑尾残株炎、粪瘘等，需加强观察。

四、健康指导

1.指导慢性阑尾炎患者生活规律、劳逸结合，注意饮食卫生，保持大便通畅，避免暴饮暴食、生冷刺激性食物及腹部受凉，预防阑尾炎急性发作。

2.向非手术治疗患者说明限制饮食和适当体位的意义，取得患者及其家属的配合。如需手术治疗，特别是急诊手术，应耐心解释早期手术的必要性和重要性，解除患者紧张、焦虑及恐惧等不良心理反应。

3.指导术后患者逐渐恢复饮食，加强营养。鼓励患者早期离床活动，说明其对促进肠蠕动、防止肠粘连的重要意义。

4.嘱出院患者若有恶心、呕吐、腹胀、腹痛等不适及时就诊，告知阑尾周围脓肿患者3个月后返院接受阑尾切除手术。

第四节 肠梗阻

肠内容物不能正常运行，即不能顺利通过肠道，称为肠梗阻，在外科急腹症中发病率仅次于阑尾炎和胆道疾病。肠梗阻的患者病情复杂多变，发展迅速，若处理不及时常危及生命，尤其是绞窄性肠梗阻，死亡率仍较高。

一、护理评估

1.健康史

了解患者有无腹部手术或外伤史，有无腹外疝、腹腔炎症及肿瘤病史，有无习惯性便秘，既往腹痛史及本次发病的诱因等。例如，粘连性肠梗阻多有腹部手术、感染或创伤史；习惯性便秘的老年人易发生乙状结肠扭转及粪块肠堵塞；婴幼儿易患肠套叠；农村小儿易患蛔虫性肠堵塞；有腹外疝者，注意其肠梗阻可能系疝嵌顿所致。

2.身体状况

各类肠梗阻的原因、部位、病变程度、发病急缓及临床表现有所不同。但都存在共同的表现是腹痛、呕吐、腹胀及肛门排气与排便停止四大症状。

（1）症状

1）腹痛

机械性肠梗阻发生后，梗阻部位以上肠管蠕动增强，表现为阵发性绞痛，多位于腹中部：当腹痛的间歇期不断缩短，甚至成为剧烈的持续性腹痛时，应考虑有绞窄性肠梗阻的可能；麻痹性肠梗阻为全腹持续性胀痛；肠扭转所致闭襻性肠梗阻多为突发性持续性腹部绞痛伴阵发性加剧。

2）呕吐

与肠梗阻的部位、类型有关。早期呕吐呈反射性，吐出物为食物或胃液。高位肠梗阻呕吐出现早而频繁，呕吐物为胃液、十二指肠液和胆汁；低位肠梗阻呕吐出现迟而少，呕吐物为带臭味粪样物：绞窄性肠梗阻呕吐物为血性或棕褐色液体；麻痹性肠梗阻呕吐呈溢出性。

3）腹胀

梗阻发生一段时间后可出现腹胀，其程度与梗阻部位及性质有关，高位肠梗阻腹胀轻，低位肠梗阻腹胀明显。麻痹性肠梗阻表现为显著的均匀性腹胀。

4）肛门排气与排便停止

完全性肠梗阻发生后，患者多不再排气与排便，但梗阻部位以下肠腔内残存的粪便和气体仍可自行排出或经灌肠后排出，故不能因此而否定肠梗阻的存在：某些绞窄性肠梗阻，如肠套叠、肠系膜血管栓塞或血栓形成，可排出血性黏液样粪便。

（2）全身表现

单纯性肠梗阻早期，患者多无明显的全身症状。梗阻晚期或绞窄性肠梗阻患者可表现为唇干舌燥、眼窝内陷、皮肤弹性减退、尿少或无尿等脱水症；或体温升高、脉搏细速、呼吸浅快、血压下降、面色苍白、四肢发凉等中毒和休克征象。

（3）腹部体征

1）视诊

肠梗阻患者多可见腹部膨隆。单纯性机械性肠梗阻可出现腹痛发作时肠型和肠蠕动波；麻痹性肠梗阻满腹膨隆；粘连性肠梗阻患者多可于腹部见到手术瘢痕。

2）触诊

单纯性肠梗阻可有腹部轻度压痛，但无腹膜刺激征；绞窄性肠梗阻腹部可有固定压痛或触及有触痛的包块和腹膜刺激征。

3）叩诊

肠梗阻患者多为鼓音，但绞窄性肠梗阻患者如腹腔渗出液较多时，可出现移动性浊音。

4）听诊

单纯性机械性肠梗阻腹痛发作时可有连续高亢的肠鸣音，或呈气过水音或金属音；而绞窄性或麻痹性肠梗阻患者，肠鸣音减弱或消失。

（4）直肠指检

如触及肿块，可能为直肠肿瘤、极度发展的肠套叠的头部或低位肠腔外肿瘤，指套染血时要考虑肠绞窄的发生。

3.辅助检查

（1）实验室检查

①血常规，肠梗阻患者出现脱水、血液浓缩时血红蛋白、血细胞比容及尿比重会升高。

而绞窄性肠梗阻多会有白细胞计数及中性粒细胞比例的升高。②血气分析及血生化检查，血气分析和血清 Na^+、K^+、Cl^-、尿素氮、肌酐等检查可了解酸碱、电解质及肾功能的情况。③呕吐物及粪便检查可见大量红细胞或隐血检查阳性。

（2）X 线检查

肠梗阻发生 4~6 小时后，腹部立位或侧卧透视或摄片可见多个气液平面及胀气肠襻；空肠梗阻时，空肠黏膜的环状皱襞可显示“鱼肋骨刺”状改变。结肠胀气位于腹部周边，并显示结肠袋形；绞窄性肠梗阻时，可见孤立、突出胀大的肠襻，不因时间而改变位置。当怀疑肠套叠，乙状结肠扭转或结肠肿瘤时，可做钡剂灌肠检查，常能提供重要资料。

4.心理-社会状况

急性肠梗阻发展迅速、症状严重，常使患者紧张不安，甚至有恐惧心理，家属亦很焦急、担忧。若需紧急手术，更加给患者及其家属带来很大压力。慢性肠梗阻病情反复、病程长，严重扰乱患者日常的生活和工作等，易出现焦躁、情绪低落，甚至悲观厌世。肠梗阻诊断不明确时，患者及其家属往往不知所措、无所适从。粘连性肠梗阻易复发，又无理想的治疗方法，患者因而惶惑不安。此外，临床尚有部分患者的肠梗阻为恶性肿瘤所致，当诊断明确时患者或其家属愕然而不知如何应对。

二、常见护理诊断/问题

1.疼痛

与肠蠕动增强或肠壁缺血有关。

2.体液不足

与频繁呕吐、肠腔内大量积液及胃肠减压有关。

3.低效性呼吸型态

与肠膨胀致膈肌抬高有关。

4.潜在并发症

腹腔感染、肠粘连、MODS。

三、护理措施

（一）非手术治疗与术前护理

1.体位

肠梗阻患者如生命体征平稳，一般采取半卧位，有利于缓解腹痛及减轻腹胀对呼吸和循环的影响。若有休克征象，应安置仰卧中凹位或平卧位。

2.禁食与补液

肠梗阻患者应禁食、禁水，通过静脉补充水分、能量和电解质，避免加重腹胀、呕吐及刺激肠蠕动引起疼痛，并可使胃肠道休息以利于其功能恢复。通常待梗阻缓解、病情好转 12 小时后，先试行进食少量流质，如无不适再逐渐过渡为半流质和软食，嘱患者恢复过程中忌甜食、牛奶和豆类等易产气食物，避免肠胀气。

3.胃肠减压

是肠梗阻患者非手术治疗的重要措施，通过有效吸引，达到排出胃肠道内的积液、积气，以减轻腹胀、降低肠腔内压力、改善肠壁血液循环及减少肠腔内细菌和毒素产生，从而促进肠腔恢复通畅，改善机体局部和全身状况。应做好持续胃肠减压的常规护理，包括妥善固定、保持有效负压和引流通畅、加强观察、预防感染等措施。置管期间若需经胃管灌注中药，如“肠梗阻方”，应将药物浓煎至每次 100ml 左右，防止过量引起呕吐，注意在灌药后夹管 1~2 小时使药物充分吸收。

4.抗感染

遵医嘱使用有效抗菌药物，观察药物疗效和毒副反应。

5.对症护理

（1）解痉止痛

腹痛剧烈的肠梗阻患者，如无肠壁血运障碍及肠麻痹，可使用阿托品、山莨菪碱（654-2）等抗胆碱药物解痉止痛，一般禁用吗啡、哌替啶等麻醉性镇痛剂，避免掩盖病情而延误治疗。

（2）呕吐的护理

呕吐时协助患者坐起或头侧向一边，清除口腔内呕吐物，避免误吸；及时清理呕吐物以保持颜面部和床单被服的清洁；给予温开水漱口，增进舒适；观察呕吐的性质量、次数和时间等并做好记录。

（3）腹胀的护理

经胃肠减压后，腹胀常迅速缓解。此外，腹部按摩或热敷，电针双侧足三里穴，在没有绞窄性肠梗阻时经胃管注入 20~30ml 液状石蜡等，均可刺激肠蠕动而减轻腹胀。

6.心理护理

重视对患者及其家属的心理护理，根据心理评估结果，针对性给予个体化的心理支持，使患者以良好的心态接受检查、手术及其他治疗，促进身心早日康复。

7.病情观察

准确记录 24 小时出入液量，观察水、电解质及酸碱平衡有无异常。密切观察患者神志、生命体征腹部表现及全身状况，把握病情的动态信息，及时发现异常并配合医生进行处理。应特别警惕绞窄性肠梗阻在症状、体征及辅助检查方面的相应改变，同时还应注意肠穿孔、腹腔感染、休克等严重并发症的早期识别，做到早期发现、早期处理。

8.术前准备

对于非手术治疗无效，绞窄性肠梗阻、肠穿孔或其他需要手术治疗的患者，应按照腹部手术常规迅速完成术前准备。

（二）术后护理

1.体位

术后患者返回病房之初，根据麻醉方法妥善安置体位。待麻醉清醒、血压平稳后应采取半卧位，不仅可改善呼吸和循环功能，还有利于腹腔渗血、渗液的引流，减少术后并发症。

2.饮食

腹部手术后，常规暂禁食、禁饮。经仔细观察肠蠕动恢复、肛门排气、胃管拔除、无腹痛或腹胀不适，可开始进少量流质并逐渐过渡。对于肠切除肠吻合术后患者，进食时间应适当推迟，并应加强观察进食后反应。

3.胃肠减压

肠梗阻患者手术后，通常于肛门排气、胃肠功能恢复后拔除胃管。置管期间做好胃肠减压的相应护理。

4.切口与腹腔引流的护理

经常巡视，观察切口敷料渗血、渗液情况及有无松脱，及时更换敷料，保持局部清洁、干燥，预防切口并发症。如有腹腔引流管按常规做好相应护理，一般置管时间为48~72小时。

5.病情观察

术后密切观察生命体征和腹部症状、体征的变化，以及切口与引流情况，积极预防、及时发现术后并发症，并对并发症进行处理。肠梗阻患者手术后常见的并发症主要是粘连性肠梗阻、腹腔内感染、肠瘘及切口感染、切口裂开等。

6.其他护理

遵医嘱应用抗生素防治感染；禁食期间通过静脉补充营养；鼓励早期活动以预防肠粘连等。

四、健康指导

1.少食刺激性强的辛辣食物，宜食营养丰富、高维生素、易消化吸收的食物；避免暴饮，暴食，饭后忌剧烈活动。

2.便秘者应注意通过调整饮食、腹部按摩等方法保持大便通畅，无效者可适当予以口服缓泻剂，避免用力排便。

3.加强自我监测。若出现腹痛、腹胀、呕吐等不适，及时就诊。

第七章　肝、胆、胰疾病患者的护理

第一节　门静脉高压症

门静脉高压症（portal hypertension）是指门静脉血流受阻、血液淤滞、门静脉系统压力增高，继而引起脾大及脾功能亢进、食管胃底静脉曲张或破裂出血、腹水等一系列表现。正常的门静脉压力为1.27~2.35kPa（13~24cmH_2O），如超过2.45kPa（25cmH_2O）时为门静脉高压症。

一、护理评估

（一）健康史

首先应了解患者的肝炎与肝硬化病史、血吸虫病病史；其次注意了解有无肝癌、肝内胆管疾病、门静脉血栓等病史；对小儿患者应注意有无先天性门静脉狭窄、闭塞等畸形病变的可能。

（二）身体状况

1.脾肿大脾功能亢进

脾肿大时，才可在左肋缘下触及，程度不一，大者可达脐下。巨大型脾在血吸虫性肝硬化患者中为多见。早期，肿大的脾质软、活动；晚期，脾较硬且活动度减少，伴发程度不同的脾功能亢进，患者可有白细胞减少、血小板降低、贫血和出血倾向。

2.呕血和黑便

食管胃底曲张静脉破裂出血是门静脉高压症患者最凶险的并发症，一次出血量可达1000~2000ml。由于肝功能损害使凝血酶原合成发生障碍和脾功能亢进使血小板减少，一旦发生出血，难以自止。血液在胃肠内经胃酸及其他消化液的作用，随粪便排出时呈柏油样黑便。约25%患者在第一次大出血时可直接因失血引起严重休克或因肝组织严重缺血缺氧而引起肝衰竭死亡。在第一次出血1~2年内，约50%的患者可再次出血。

3.腹腔积液

腹腔积液是肝功能损害的表现。常伴腹胀、食欲减退、下肢水肿。

4.其他

患者常出现食欲减退，恶心，呕吐。部分患者伴有黄疸、贫血、蜘蛛痣、肝掌、男性乳房发育、痔等。

（三）辅助检查

1.血常规检查

全血细胞计数减少，以白细胞和血小板下降明显。

2.血生化检查

肝功能检查中血清转氨酶和胆红素可增高，血清蛋白下降而球蛋白升高，白球蛋白比例倒置，凝血酶原时间延长。

3.B 超或彩超检查

了解肝、脾大小和有无肝硬化、腹腔积液及其严重程度。了解脾静脉、门静脉、肾静脉直径及有无血栓形成，门静脉血流量及血流方向等。

4.纤维胃镜检查

可确定有无食管、胃底静脉曲张及其严重程度，以及有无出血危象。

5.X 线检查钡餐检查

观察有无食管、胃底静脉曲张，必要时可作肝静脉、门静脉及下腔静脉造影，确定静脉受阻部位及侧支回流情况。

（四）心理-社会状况

患者常有明显心理及情绪状态的改变。因肝硬化是慢性疾病过程，经久不愈，患者多有不同程度的焦虑表现，如哭泣、易躁易怒、抑郁、失眠等。合并上消化道大出血时，精神紧张，有恐惧感。对手术及预后的种种顾虑，尤其是上消化道大出血的反复等，常使患者情绪消沉、悲观、食欲下降，甚至表现出不合作言行。同时注意询问患者和家属对门脉高压症知识了解的程度；了解患者卫生习惯、生活方式、饮食、嗜好等方面有无不健康表现；评估患者对医护方案或指导的遵循、执行情况。

二、常见护理诊断/问题

1.体液过多

与低蛋白血症、血浆胶体渗透压降低、醛固酮分泌增加有关。

2.营养失调

低于机体需要量：与肝代谢功能减退、蛋白质摄入不足、消化吸收功能障碍有关。

3.焦虑

与呕吐、黑便及对手术治疗效果的担心有关。

4.知识缺乏

缺乏有关疾病的预防及康复知识。

5.潜在并发症

消化道出血、低血容量休克、肝性脑病。

三、护理措施

1.手术前护理

除外科手术前一般护理外，应做好下列工作。

（1）心理护理

及时了解患者心理状态，多给予安慰和鼓励，使患者增强信心、积极配合，以保证治疗护理计划顺利实施。对急性上消化道大出血患者，要专人护理，关心体贴。工作中要沉着冷静，不慌张，抢救操作动作要娴熟。使患者恐惧减轻、情绪稳定。

（2）注意休息

术前保证充分休息，必要时卧床休息，减轻代谢负担，增进肝血流量，有利于保护肝功能。

（3）控制出血，维持体液平衡

1）恢复血容量，纠正电解质紊乱

迅速建立静脉通路，按出血量补充体液，及时备血、输血。对肝硬化者宜用新鲜血，有利止血和预防肝性脑病。根据检查结果，调节输液种类和速度，注意纠正水、电解质紊乱，及时补钾、控制钠的摄入量。

2）止血药物的应用与护理。

（4）保护肝功能，预防肝性脑病

①宜给低脂、高糖、高维生素饮食，一般应限制蛋白质饮食量，但肝功能尚好者可给予富含蛋白质饮食；②营养不良、低蛋白血症者静脉输给支链氨基酸、人体清蛋白或血浆等；③贫血及凝血机制障碍者可输鲜血、肌内注射或静脉滴注维生素 K；④适当使用肌苷、辅酶 A、葡醛内酯等保肝药物，补充 B 族维生素、维生素 E，避免使用巴比妥类、盐酸氯丙嗪、红霉素等有损肝的药物；⑤吸氧；⑥及时清除肠道内的积血，应用肠道杀菌剂，减少氨的产

生；口服硫酸镁导泻或酸性溶液灌肠，禁忌碱性溶液灌肠，减少氨的吸收。

（5）防止食管-胃底曲张静脉破裂出血

避免劳累及恶心，呕吐、便秘、咳嗽、负重等使腹内压增高的因素；避免干硬食物或刺激性食物；饮食不宜过热；口服药片应研成粉末冲服。手术前一般不放置胃管，必要时选细软胃管充分涂以液状石蜡，以轻巧手法协助患者徐徐吞入。

（6）预防感染

纠正营养不良，提高抗病能力，必要时手术前 2 日使用广谱抗生素。护理操作要遵守无菌原则。

（7）肠道准备

除以上护理措施外，分流术前 2~3 日口服新霉素或链霉素等肠道杀菌剂及甲硝唑，减少肠道氨的产生，防止手术后肝性脑病。手术前 1 日晚清洁灌肠，避免手术后肠胀气压迫血管吻合口。

2.手术后护理

（1）观察病情变化　注意生命体征、神志情况，密切观察有无手术后各种并发症的发生。

（2）饮食护理　术后 2~3 日肠蠕动恢复后可进流食，以后逐步改为半流食及软食；门腔分流术后患者应限制蛋白质的摄入，每日不能大于 30g，避免加重或诱发肝性脑病；忌粗糙和过热的食物；禁烟酒。

（3）防止血管吻合口破裂出血　一般分流术后需卧床 1 周，取平卧位或 15° 低半卧位，1 周后可逐步下床活动，卧床期间翻身动作宜轻柔；若短期内发生下肢肿胀，可适当抬高患肢；保持排尿、排便通畅，防止腹内压升高。

（4）预防和处理静脉血栓形成　脾切除术后2周内定期或必要时隔日复查1次血小板计数，如超过 600×10^9/L 时，考虑给抗凝处理，并注意用药前后血凝时间的变化，术后一般不再使用维生素 K 及其他止血药。

（5）腹腔引流管护理　主要是膈下引流管，要保持通畅，必要时应接负压吸引，观察并记录引流量及性质。每日更换引流管时注意无菌操作，一般手术后 2~3 日，引流量减少至每日 10ml 以下，色清淡，即可拔管。

（6）继续采取保肝措施

（7）预防感染及其他　使用抗生素至体温恢复正常；做好口腔护理；有黄疸者及时止痒，保护皮肤清洁；身体情况较差者可进行病室隔离，防止交叉感染。

四、健康教育

1.进食高热量、丰富维生素饮食，维持足够的能量摄入；禁忌烟酒和粗糙、过热、刺激性强的食物，以免诱发大出血。

2.保证足够休息，避免劳累和较重体力活动，一旦出现头晕、心慌、出汗等症状，应卧床休息。

3.避免引起腹压增高的因素，如咳嗽、打喷嚏、用力大便、提举重物等，以免诱发曲张静脉破裂出血。

4.保持心情愉快、乐观。

5.按医嘱使用保肝药物，定期来医院复查。

第二节　原发性肝癌

原发性肝癌是指发生于肝细胞和肝内胆管上皮细胞的癌，是我国常见的恶性肿瘤之一，尤以东南沿海地区多见，发病年龄多在40~50岁，男女比例约为2∶1。

原发性肝癌按大体病理类型分3型：结节型、块状型、弥漫型。以结节型最常见。按肿瘤大小可分为：微小肝癌直径≤2cm，2cm＜小肝癌直径≤5cm，5cm＜大肝癌直径≤10cm和巨大肝癌直径＞10cm。按组织学类型分为：肝细胞型、胆管细胞型和混合型，其中肝细胞型占90%。

原发性肝癌通常先有肝内播散，然后再出现肝外转移。其极易侵犯门静脉分支，癌栓经门静脉系统形成肝内播散，甚至阻塞门静脉主干。肝外转移多为血行转移，再次为淋巴道转移。血行转移最多见于肺，其次为骨、脑等。淋巴转移至肝门淋巴结最多，其次为胰周腹膜后、主动脉旁及锁骨上淋巴结。此外，向横膈及附近脏器直接蔓延和腹腔种植性转移也不少见。

一、护理评估

（一）健康史

原发性肝癌病因和发病机制尚未明确，普查和临床资料提示，肝炎病毒感染、黄曲霉素污染、饮水污染等与本病发生有较密切的关系。

1.肝炎病毒

乙型肝炎病毒感染是发展中国家肝癌发病的主要原因之一；丙型肝炎病毒感染是发达国家肝癌发病的主要原因之一。

2.化学因素

黄曲霉素污染与肝癌密切相关；其他致癌物质如二甲亚硝胺、二甲偶氮苯、六氯苯等。

3.饮水污染

饮水污染与肝癌有关，尤其与HBV感染同时存在时，显示出协同的致癌和促癌作用。

（二）身体状况

早期缺乏特异性症状，晚期可有局部和全身症状，发生肺、骨、脑等处转移，可产生相应症状。

1.肝区疼痛

有半数以上患者以此为首发症状，多为间歇性或持续性钝痛、刺痛或胀痛，以夜间或劳累后加重。疼痛主要是由于肿瘤迅速生长，使肝包膜张力增加所致。肝区疼痛部位与病变部位有密切关系，如病变位于右肝，可表现为右上腹或右季肋部疼痛，位于肝右叶顶部累及横膈，则疼痛可牵涉至右肩背部；位于左肝常表现为剑突下疼痛。

2.全身和消化道症状

容易被忽视，主要表现为乏力消瘦、食欲减退、腹胀等。部分患者可伴有恶心、呕吐、发热、腹泻等症状。晚期则出现贫血、黄疸、腹腔积液、下肢水肿、皮下出血及恶病质等。肝癌破裂出血时，突然发生急性腹膜炎及内出血表现，部分患者可发生上消化道大出血、肝性脑病等。

3.肝大

为中、晚期肝癌的主要体征。肝呈进行性肿大，质地坚硬，边缘不规则，表面凹凸不平、有明显结节或肿块。癌肿位于肝右叶顶部者可使膈肌抬高，肝浊音界上移。

（三）辅助检查

1.血清甲胎蛋白（AFP）测定

AFP是原发性肝癌普查、诊断最常用、最重要的方法。阳性率可达70%，继发性肝癌多不升高。AFP呈持续阳性或定量＞500μg/L，应高度怀疑肝细胞癌。

2.影像学检查

（1）B超

是目前肝癌定位检查首选方法，可显示肿瘤的大小、形态、所在部位及肝静脉或门静脉内有无栓塞，能发现直径 2cm 或更小的病变，其诊断符合率可达 90%。

（2）CT 和 MRI

具有较高的分辨率，能显示肿瘤的位置、大小、数目及与周围器官和重要血管的关系，有助于制订手术方案。可检出直径约 1cm 的早期肝脏占位病变。

（3）其他

尚有选择性腹腔动脉或肝动脉造影检查、放射性核素肝扫描、肝穿刺针吸细胞学检查腹腔镜探查等。

（四）心理-社会状况

肝癌的诊断对患者和家庭都是重大的打击，尤其是患者极易产生各种心理问题。主要表现为：怀疑焦虑、恐惧、严重者失眠、不思饮食；常希望亲友来看望或陪伴自己；敏感猜疑，对病情进行缺乏依据的猜测，尤其对医生、护士的说话格外注意，揣测自己病情的进展情况；抑郁，表现为情绪低落悲观，对周围事物的兴趣减弱或消失，严重时绝望，甚至自杀。因此，应注意患者的这些心理状态，对其多加关心及安慰，适当介绍有关治疗方法和意义，加强正面开导，使其树立战胜疾病的信心。此外，应注意鉴别患者是心理问题还是并发肝性脑病时的精神障碍表现。

二、常见护理诊断/问题

1.预感性悲哀

与担心预后和生存期限有关。

2.疼痛

与肿瘤迅速生长导致肝包膜张力增加等有关。

3.营养失调

低于机体需要量，与肝功能减退，急、慢性肝疾病的代谢性消耗、营养摄入不足、消化和吸收障碍有关。

4.知识缺乏

缺乏肿瘤防治有关知识。

5.潜在并发症

手术前并发症有急性腹膜炎、上消化道大出血、休克等；手术后并发症有肝功能衰竭或肝性脑病、腹腔积液、腹腔内出血、胸腔积液、胆汁渗漏、腹腔感染等。

三、护理措施

（一）非手术治疗与术前护理

1.一般护理

指导患者采取高蛋白、高热量，高纤维素饮食，为患者创造舒适安静的进餐环境，增加食欲，手术前按医嘱给予清蛋白、血浆及全血，纠正营养不良、贫血、低蛋白血症及凝血功能障碍。

2.心理护理

了解患者的饮食、睡眠、精神状态，观察其言行举止，评估患者的焦虑程度，为患者创造一个安静的环境，教会一些消除焦虑的方法。详细手术前指导，介绍成功病例，消除紧张心理，医护人员与家属一起帮助患者树立战胜疾病的信心，使其接受和配合治疗。

3.病情观察

在术前护理过程中，有可能发生多种并发症，如肝癌破裂、上消化道出血、肝性脑病等。

4.用药护理

给予清蛋白、血浆，可提高胶体渗透压，减少腹腔积液。

5.对症护理

（1）观察记录每天尿量、尿比重等变化，定期测量腹围及下肢水肿程度。指导腹水患者低盐饮食。用呋塞米时注意补钾，防止电解质发生紊乱。

（2）在肝癌患者中大约有 80%以上有中度至重度的疼痛，是造成患者焦虑和恐惧的主要因素之一，持续性疼痛不仅影响患者的生活，而且引起严重的心理变化，甚至丧失生存的希望。故应遵医嘱给予止痛剂或采用镇痛泵镇痛。

6.术前准备

（1）手术前一般放置胃管，备足血液。凝血功能差者，尚需准备纤维蛋白原、新鲜冷冻血浆。

（2）术前给予 0.9%氯化钠溶液灌肠，以减少血氨来源，避免诱发肝性脑病，同时，可减轻手术后腹胀。

（二）术后护理

1.一般护理

（1）体位　为防止术后肝断面出血，一般不鼓励患者早期活动。术后 24 小时内卧床休息，避免剧烈咳嗽。

（2）饮食　以富含蛋白、热量、维生素和膳食纤维为原则，鼓励家属按患者饮食习惯提供食物，以刺激食欲。手术后继续给予清蛋白、新鲜冰冻血浆，提高机体血浆胶体渗透压，减少腹腔积液发生。

（3）疼痛护理　肝叶和肝脏局部切除术后疼痛剧烈者，应积极有效地止痛，术后48小时，若病情允许，可取半卧位，以降低切口张力。

（4）体液平衡的护理　严格控制水钠的摄入量，记录24小时出入量，记录体重和腹围的变化。

2.病情观察

应随时监测血压、脉搏、呼吸、体温等生命体征，保持腹腔引流通畅，严密观察腹腔引流的量和性质，观察肢端末梢循环状况，及时发现出血征象。密切观察患者神志状况，如有无嗜睡、烦躁不安等肝性脑病前驱症状。观察腹腔引流管有无胆汁漏出及腹痛、腹胀和腹膜刺激征，以判断有无胆漏发生。注意胃管内的引流情况，防止上消化道大出血。

3.引流管护理

肝手术后可能放置多种引流，应保持各种引流管通畅，妥善固定，详细观察并记录引流量和内容物的性状以及变化情况。注意无菌操作，每天更换引流接管和引流袋。一般情况下，肝切除术后4~5日清蛋白降至最低，腹水量达到高峰，故腹腔引流管不宜过早拔除。

4.预防感染

手术后常规给予有效抗生素至体温、血象正常。对术后体温不降，白细胞计数增高者，应注意有无膈下脓肿、胸腔脓肿等，可行B超检查。

（三）并发症的观察、预防及护理

1.癌肿破裂出血

是原发性肝癌常见的并发症。少数出血可自行停止，多数患者需手术止血。对不能手术的晚期患者，可采用补液输血、应用止血剂、支持治疗等综合性方法处理，但预后较差。故应告诫患者尽量避免剧烈咳嗽、用力排便等腹压骤升的动作；加强腹部观察，若高度怀疑肿瘤破裂出血，应及时通知医师，积极配合抢救。并稳定患者情绪，做好急诊手术的各项准备。

2.上消化道出血

是晚期肝癌伴肝硬化者常见的并发症。指导患者保持情绪稳定、生活有规律；饮食以少粗纤维的饮食为主，忌浓茶咖啡、辛辣刺激性食物，以免诱发出血；加强肝功能的监测，及时纠正或控制出、凝血功能的异常，必要时遵医嘱输注新鲜血液或凝血因子复合物等。一旦发生了消化道出血，若量少，可采取禁食、休息及应用止血剂等方法；出血量多时，在输血、补充血容量同时使用双气囊三腔管压迫止血、经内镜或手术止血。

3.肝性脑病

常发生于肝功能失代偿的原发性肝癌者。对患者加强生命体征和意识状态的观察，若出现性格行为变化，如欣快感、表情淡漠或扑翼样震颤等前驱症状时，及时通知医师。

（四）介入治疗的护理

1.介入治疗前准备

做好解释，消除患者紧张、恐惧的心理。协助做好出血时间、凝血时间、血常规、心电图及肝、肾功能等检查。穿刺处皮肤准备。标志足背动脉搏动点。术前禁食 4 小时，做碘过敏试验，术前 30 分钟肌内注射地西泮，备好一切所需物品及药品，检查导管的质量等。

2.介入治疗后护理

（1）预防出血　术后嘱患者平卧位，穿刺处沙袋加压 1 小时，穿刺侧肢体制动 6 小时。注意观察穿刺侧肢体皮肤的颜色、温度及足背动脉搏动，注意穿刺点有无出血现象，拔管后压迫穿刺点 15 分钟，卧床 24 小时。

（2）导管护理　除常规护理外，特别注意：严格遵守无菌原则，每次注药前消毒导管，注药后用无菌纱布包扎；注药后用肝素稀释液 2~3ml（25U/ml）冲洗导管。

（3）栓塞后综合征的护理　肝动脉栓塞化疗后多数患者可出现发热、肝区疼痛、恶心、呕吐、心悸、白细胞下降等，称为栓塞后综合征。嘱患者大量饮水，减轻化疗对肾的毒副作用，观察排尿情况。发热一般为低热，若体温超过 38.5℃，可予物理、药物降温。肝区疼痛可适当给予止痛剂。恶心、呕吐为化疗药物的反应，可给予甲氧氯普胺、氯丙嗪等。白细胞降低，应暂停化疗，并应用升白细胞的药物。

（4）并发症的防治　密切观察生命体征和腹部体征，若因胃、胆、胰、脾动脉栓塞而出现上消化道出血及胆囊破坏等并发症时，及时通知医师并协助处理。肝动脉栓塞化疗可造成肝细胞坏死，加重肝功能损害，应注意观察患者的意识状态，黄疸程度，注意补充高糖、高能量营养素，积极给予保肝治疗，防止肝功能衰竭。

四、健康指导

1.注意防治肝炎，不吃霉变食物。

2.对乙型肝炎后肝硬化者和高发区的人群应定期体格检查，可行 B 超、AFP 普查，以早发现、早诊断。

3.指导患者摄取适宜的饮食，多吃含蛋白质的食物和新鲜水果、蔬菜，增强机体对手术的耐受力。

4.指导患者适当活动，注意休息；嘱患者坚持手术后续治疗，定期复诊，动态观察AFP、B超或胸片结果，注意有无肝癌的复发和转移。

第三节　胆石症与胆道感染

胆石症（cholelithiasis）即胆道系统结石，包括胆囊结石和胆管结石，是胆道系统常见病、多发病。自然人群中的患病率约5.6%，女性发病多于男性。胆囊结石发病率较胆管结石高。

胆道感染是指胆囊壁和（或）胆管壁受到细菌的侵袭而发生炎症反应，胆汁中有细菌生长。包括胆囊炎（cholecystitis）和胆管炎（cholangitis）。

胆道感染与胆石症常互为因果，胆石症可引起胆道梗阻，梗阻可造成胆汁瘀滞、细菌繁殖而致胆道感染；胆道反复感染又是胆石形成的致病因素和促发因素。

一、护理评估

1.健康史

（1）胆囊结石

胆囊结石是综合性因素作用的结果。主要与脂类代谢异常、胆囊的细菌感染和收缩排空功能减退有关。其他如成核因子、雌激素及其水平亦可能与胆囊结石的形成有关。

（2）胆管结石

胆管结石的主要原因包括胆汁淤滞、细菌感染和脂类代谢异常。肝外胆管结石的形成除上述原因外，胆道内异物，如虫卵和蛔虫的尸体亦可成为结石的核心；胆囊内结石或肝内胆管结石在某些因素作用下进入肝外胆管引起肝外胆管结石。

（3）胆囊炎

1）急性胆囊炎

①胆囊管梗阻　由于结石阻塞或嵌顿于胆囊管或胆囊颈，导致胆汁排出受阻，胆汁淤积、胆汁中的胆汁酸刺激胆囊黏膜而引起水肿、炎症、甚至坏死。另外，结石亦可直接损伤受压部位的胆囊黏膜引起炎症。

②细菌感染　细菌多来源于胃肠道，致病菌通过胆道逆行、直接蔓延或经血循环和淋巴途径入侵胆囊。

③多因素相互作用　如严重创伤、化学性刺激、肿瘤压迫等，也可由结石以外的梗阻原

因引起，如蛔虫、胆囊管扭曲等。

2）慢性胆囊炎

大多继发于急性胆囊炎，是急性胆囊炎反复发作的结果。

（4）急性梗阻性化脓性胆管炎

1）胆道梗阻

最常见的原因为胆道结石性梗阻。胆道发生梗阻时，胆盐不能进入肠道，易造成细菌移位。此外，胆道蛔虫、胆管狭窄、胆管及壶腹部肿瘤等亦可引起胆道梗阻而导致急性化脓性炎症。

2）细菌感染

胆道内细菌大多来自胃肠道，其感染途径可经十二指肠逆行进入胆道，或小肠炎症时，细菌经门脉系统入肝到达胆道引起感染。

2.身体状况

（1）胆囊结石

约 30%的胆囊结石患者可终身无临床症状。而仅于体检或手术时发现的结石称为静止性结石。患者是否出现临床症状与结石大小、部位、是否合并感染、梗阻及胆囊的功能有关。单纯性胆囊结石、无梗阻和感染时，常无临床症状或仅有轻微的消化系统症状。当结石嵌顿时，则可出现明显症状和体征。

1）症状

①腹痛　表现为突发的右上腹阵发性剧烈绞痛，可向右肩部、肩胛部或背部放射。常发生于饱餐、进食油腻食物后或睡眠时。

②消化道症状　常伴恶心、呕吐、厌食、腹胀、腹部不适等非特异性的消化道症状。

2）体征；可有右上腹部压痛，有时可在右上腹部触及肿大的胆囊。若继发感染，右上腹部可有明显压痛、肌紧张或反跳痛。检查者将左手平放于患者右肋部，拇指置于右腹直肌外缘与肋弓交界处，嘱患者缓慢深吸气，使肝脏下移，若患者因拇指触及肿大的胆囊引起疼痛而突然屏气，称为 Murphy 征阳性。

（2）胆管结石

取决于胆道有无梗阻、感染及其程度。当结石阻塞胆道并继发感染时，可表现为典型的 Charcot 三联征（夏柯三联征）：腹痛，寒战、高热和黄疸。

1）肝外胆管结石

①腹痛　发生在剑突下或右上腹部，呈阵发性绞痛，或持续性疼痛阵发性加剧，疼痛可向右肩背部放射。

②寒战、高热　系胆管梗阻并继发感染后引起的全身性中毒症状。多发生于剧烈腹痛后，体温可高达 39~40℃。

③黄疸　黄疸的程度取决于梗阻的程度及是否继发感染，若梗阻不完全或结石有松动，则黄疸程度轻，且呈波动性；若为完全性梗阻，则黄疸呈进行性加深；患者可有尿色变黄和皮肤瘙痒等症状。

④消化道症状　多数患者有恶心、腹胀、嗳气、厌食油腻食物等。

2）肝内胆管结石

肝内胆管结石常与肝外胆管结石并存，其临床表现与肝外胆管结石相似。当胆管梗阻和感染仅发生在部分肝叶、段胆管时，患者可无症状或仅有轻微的肝区和患侧胸背部胀痛。若一侧肝内胆管结石合并感染而未能及时治疗并发展为叶、段胆管积脓或肝脓肿时，患者可由于长时间发热、消耗而出现消瘦、体弱等表现。部分患者可有肝大、肝区压痛和叩痛等体征。

（3）胆囊炎

1）急性胆囊炎

①症状　a.腹痛：多数患者有上腹部疼痛史，表现为右上腹阵发性绞痛，常在饱餐、进食油腻食物后或夜间发作，疼痛可放射至右肩及右肩胛下。b.消化道症状：患者腹痛发作时常伴有恶心、呕吐、厌食等消化道症状。c.发热或中毒症状：根据胆囊炎症反应程度的不同，患者可出现不同程度的体温升高和脉搏加速。

②体征　a.腹部压痛：右上腹可有不同程度和不同范围的压痛、反跳痛和肌紧张，Murphy 征阳性。b.黄疸：10%~25%的患者可出现轻度黄疸，多见于胆囊炎症反复发作合并 Mirizzi 综合征的患者。

2）慢性胆囊炎

症状常不典型，主要表现为上腹部饱胀不适、厌食油腻和嗳气等消化不良的症状以及右上腹和肩背部隐痛。多数患者曾有典型的胆绞痛病史。

（4）急性梗阻性化脓性胆管炎

患者有胆道疾病及胆道手术史。本病发病急骤，病情进展迅速，除了具有急性胆管炎的 Charcot 三联症外，还有休克及中枢神经系统受抑制的表现，即 Reynolds 五联症。

1）症状

①腹痛　患者常表现为突发的剑突下或右上腹持续性疼痛，可阵发性加重，并向右肩胛下，及腰背部放射。腹痛尽其程度可因梗阻部位的不同而有差异，肝内梗阻者疼痛较轻，肝外梗阻时症状明显。

②寒战高热　体温呈持续升高达 39~40℃或更高。

③胃肠道症状　多数患者伴恶心、呕吐。

2）体征

①腹部压痛或腹膜刺激征　剑突下或右上腹部可有不同程度压痛或腹膜刺激征，可有肝大及肝区叩痛，可扪及肿大的胆囊。

②黄疸　多数患者可出现不同程度的黄疸，若仅为一侧胆管梗阻可不出现黄疸。

③神志改变　主要表现为神志淡漠、烦躁、谵妄或嗜睡、神志不清、甚至昏迷，病情严重者可在短期内出现感染性休克表现。

④休克表现　呼吸急促、出冷汗、脉搏细速，可达120次/分以上，血压在短时间内迅速下降，可出现全身发绀或皮下瘀斑。

3.辅助检查

（1）胆囊结石

B超检查可显示胆囊内结石；口服法胆囊造影可见胆囊内充盈缺损；CT及MRI检查亦能显示结石，但其价格昂贵，临床不作为常规检查。

（2）胆管结石

1）实验室检查

血常规检查可见白细胞计数及中性粒细胞比例明显升高；血清胆红素、转氨酶和碱性磷酸酶升高。尿液检查示尿胆红素升高，尿胆原降低甚至消失，粪便检查、示粪中尿胆原减少。

2）影像学检查

B超检查可显示胆管内结石影，近端胆管扩张。PTC、ERCP或MRCP等检查可显示梗阻部位程度、结石大小和数量等。

（3）胆囊炎

急性胆囊炎血常规检查可见白细胞计数及中性粒细胞比例升高，部分患者可有血清胆红素、转氨酶、AKP及淀粉酶升高。B超检查急性胆囊炎可显示胆囊增大，胆囊壁增厚，大部分患者可见胆囊内有结石光团；慢性胆囊炎显示胆囊壁增厚，胆囊腔缩小或萎缩，排空功能减退或消失，常伴胆囊结石。

（4）急性梗阻性化脓性胆管炎

血常规检查示白细胞计数升高，可超过20×10^9/L，中性粒细胞比例明显升高，细胞质内可出现中毒颗粒；B超可显示肝和胆囊肿大，肝，内外胆管扩张及胆管内结石光团伴声影。

4.心理-社会状况

患者因症状的反复、并发症的出现，常会有烦躁、焦虑恐惧等情绪变化。胆道结石等多次手术治疗仍不能痊愈，经济负担加重，可使患者对治疗信心不足，或沮丧甚至表现出不合作的态度。

二、常见护理诊断/问题

1.疼痛

与结石突然嵌顿胆汁排空受阻致胆囊强烈收缩、感染及 Oddi 括约肌痉挛有关。

2.体液不足

与呕吐禁食、胃肠减压和感染性休克等有关。

3.体温过高

与胆囊管、胆管梗阻并继发感染有关。

4.低效性呼吸型态

与感染中毒有关。

5.营养失调

低于机体需要量与胆道疾病致长时间发热、肝功能损害及禁食有关。

6.有皮肤完整性受损的危险

与胆管梗阻、胆盐沉积致皮肤黄疸、瘙痒及术后胆汁渗漏有关。

7.潜在并发症

胆囊穿孔胆道出血、胆瘘、多器官功能障碍或衰竭。

三、护理措施

1.非手术治疗及术前护理

（1）一般护理

1）卧床休息

协助患者采取舒适体位，指导其进行有节律的深呼吸，达到放松和减轻疼痛的目的。非休克患者取半卧位，使腹肌放松、膈肌下降，有助于改善呼吸和减轻疼痛；以及促使腹腔内炎性渗出物局限于盆腔，减轻中毒症状。休克患者应取头低足高位。

2）合理饮食

根据病情指导患者进食清淡饮食，忌油腻食物；病情严重者予以禁食、胃肠减压，以减轻腹胀和腹痛。不能进食或禁食及胃肠减压的患者，可通过胃肠外途径补充足够的热量，氨基酸、维生素、水和电解质等，以维持和改善营养状态。

3）保持皮肤清洁

可用温水擦洗皮肤，减轻瘙痒。

（2）心理护理

了解患者及家属对手术的心理反应，耐心倾听患者及家属的诉说。根据具体情况给予详细解释，说明手术的重要性，疾病的转归，以消除其顾虑，积极配合手术。

（3）病情观察

严密监测患者生命体征及腹痛程度、性质和腹部体征变化；与饮食、体位、睡眠的关系等，为进一步治疗和护理提供依据。

（4）用药护理

遵医嘱应用敏感抗菌药，以有效控制感染，减轻炎性渗出，达到减少胆囊内压力、预防胆囊穿孔的目的。对诊断明确的剧烈疼痛者，可遵医嘱通过口服、注射等方式给予消炎利胆、解痉或止痛药，以缓解疼痛。

（5）对症护理

1）对高热者，采取物理降温和（或）药物降温的方法尽快降低患者的体温；遵医嘱应用足量有效的抗菌药，以有效控制感染，恢复正常体温。

2）瘙痒剧烈者可遵医嘱应用药物治疗。

3）休克患者应立即予以补液扩容，尽快恢复血容量，纠正水、电解质及酸碱平衡紊乱，维持体液平衡。

（6）术前准备

除常规准备外，对凝血机制障碍的患者，遵医嘱予以维生素 K_1 肌内注射。拟行胆肠吻合术者，术前 3 日口服卡那霉素、甲硝唑等，术前 1 日晚行清洁灌肠。

2.术后护理

（1）一般护理

在患者恢复进食前或进食量不足时，仍需从胃肠外途径补充营养素；当患者恢复进食后，应鼓励患者进食高蛋白、高碳水化合物、高维生素和低脂饮食。

（2）病情观察

包括神志、生命体征、尿量、腹部体征及引流液的量、颜色和性质，警惕出血和胆瘘的可能。

（3）并发症的观察、预防及护理

1）黄疸的观察和护理

术前有肝硬化、慢性肝炎或肝功能损害者，术后可出现黄疸，一般于术后 3~5 日减退；若术后有较重的肝功能损害、胆管狭窄或术中损伤胆管，术后黄疸时间较长。护理应注意：

密切观察血清胆红素浓度，发现问题及时报告医师，并遵医嘱肌注维生素 K_1。将患者指甲剪短，防止因黄疸所致皮肤瘙痒时抓破皮肤；以温水擦洗皮肤，保持清洁。

2）出血的预防和护理

术后早期出血的原因多由于术中结扎血管线脱落、肝断面渗血及凝血功能障碍所致，应加强预防和观察。

①卧床休息　对于肝部分切除术后的患者，术后应卧床 3~5 日，以防过早活动致肝断面出血。

②改善和纠正凝血功能　遵医嘱予以维生素 $K_1$10mg 肌内注射，每天 2 次。

③加强观察　术后早期若患者腹腔引流管内引流出血性液增多，每小时超过 100ml，持续 3 小时以上，或患者出现腹胀、腹围增大，伴面色苍白、脉搏细数、血压下降等表现时，提示患者可能有腹腔内出血，应立即报告医师，并配合医师进行相应的急救和护理。

3）胆瘘的预防和护理

胆管损伤、胆总管下端梗阻、T 管引流不畅等均可引起胆瘘。

①加强观察　术后患者若出现发热、腹胀和腹痛等腹膜炎的表现，或患者腹腔引流液呈黄绿色胆汁样，常提示患者发生胆瘘。一旦发现胆瘘的征象，应立即与医师联系，并协助处理。

②按常规做好引流管的护理。

四、健康指导

1.指导患者选择低脂肪、高糖类、高蛋白、高维生素易消化的食物，忌油腻食物，宜少量多餐，避免过饱，避免肥胖。告知定时进餐可减少胆汁在胆囊中贮存的时间并促进胆汁酸循环，预防结石的形成。合理安排作息时间，劳逸结合，避免过度劳累及精神高度紧张。

2.非手术治疗及行胆囊造口术的患者，应遵医嘱坚持治疗，按时服药，定期到医院检查，以确定是否手术治疗和手术时机。年老体弱不能耐受手术的慢性胆囊炎患者，应严格限制油腻饮食，遵医嘱服用消炎利胆及解痉药物。若出现腹痛、发热和黄疸等症状时，应及时就诊。

3.患者带 T 管出院时，应告知患者留置 T 管引流的目的及注意事项，指导其进行自我护理：

（1）妥善固定引流管和放置引流袋，防止扭曲或受压。

（2）避免举重物或过度活动，以防管道脱出或胆汁逆流。

（3）沐浴时应采取淋浴的方式，并用塑料薄膜覆盖引流伤口处。

（4）引流管伤口每天换药一次，敷料被浸湿时，应及时更换，以防感染，伤口周围皮肤涂氧化锌软膏保护。

（5）每天同一时间更换引流袋，并记录引流液的量颜色及性状。若引流管脱出、引流液异常或身体不适应及时就诊。

第四节 急性胰腺炎

急性胰腺炎是胰腺分泌的胰酶在胰腺内被激活，对胰腺组织自身消化而引起的急性化学性炎症。分为单纯性（水肿性）和出血坏死性（重症）胰腺炎。前者病情轻，预后好；后者病情发展快，并发症多，死亡率高。

一、护理评估

（一）健康史

1.既往史

约一半的患者有胆道疾病史，胆总管下端发生结石嵌顿、胆道蛔虫症等造成胆道梗阻，诱发急性胰腺炎，称为胆源性胰腺炎。

2.过量饮酒和暴饮暴食

患者发病前常有酗酒或暴饮暴食史。

3.其他

有创伤、特异性感染、药物因素、高脂血症、高钙血症、妊娠等。

（二）身体状况

1.腹痛

是本病的主要症状。常于饱餐和饮酒后突然发作，腹痛剧烈，呈持续性、刀割样。位于上腹正中或偏左，放射至腰背部。有时疼痛呈束带状。疼痛系胰腺包膜肿胀、胰胆管梗阻和痉挛、腹腔内化学性物质刺激所致。

2.腹胀及恶心呕吐

与腹痛同时存在。早期呕吐剧烈而频繁，呕吐物为十二指肠内容物，呕吐后腹痛不缓解。随病情发展，因肠管浸泡在含有大量胰液、坏死组织和毒素的血性腹腔积液中而发生麻痹，甚或梗阻，腹胀更为明显，并可出现持续性呕吐。

3.休克

出血性坏死性胰腺炎患者可出现休克，表现为脉搏细速，血压下降等。早期以低血容量性休克为主，晚期合并感染性休克。合并胆道感染时常伴寒战高热。

4.水、电解质紊乱

呕吐和腹膜炎引起脱水和代谢性酸中毒。胰脂肪酶分解脂肪成脂肪酸后，与钙离子结合成脂肪酸钙，可使血钙降低，出现手足抽搐。

5.发热

急性水肿性胰腺炎可不发热或轻度发热。体温超过 39℃提示急性出血坏死性胰腺炎继发感染。因胆道感染引起者可出现寒战、高热。

6.腹膜炎及其他体征

急性水肿性胰腺炎时，压痛多只限于中上腹部，常无明显肌紧张。急性出血坏死性胰腺炎时，压痛明显，并有肌紧张和反跳痛；移动性浊音阳性；肠鸣音减弱或消失。可在腰部、季肋部和腹部皮肤出现大片青紫色瘀斑称 Grey-Turner 征，出现在脐周称 Cullen 征。另有脱水征象等。胆道结石或胰头肿大压迫胆总管可引起黄疸。

（三）辅助检查

1.实验室检查

（1）胰酶测定

血清、尿淀粉酶测定是最常用的诊断方法。血清淀粉酶在发病 3 小时内升高，24 小时达高峰，5 日后逐渐降至正常；尿淀粉酶在发病 24 小时才开始上升，48 小时达高峰，下降较缓慢，1~2 周恢复正常。血清淀粉酶升高大于 500U/dl（正常值为 40~180U/dl，Somogyi 法）或尿淀粉酶超过 300U/dl（正常值为 80~300U/dl，Somogyi 法），具有诊断意义。应注意淀粉酶升高的幅度和病变严重程度不一定成正比。因为严重的出血坏死性胰腺炎，胰腺腺泡广泛破坏，胰酶生成减少，血淀粉酶测得值反而不高。诊断性腹腔穿刺抽取血性渗出液，所含淀粉酶值高也有利于诊断。

（2）血生化检查

血钙下降，因脂肪坏死后释放的脂肪酸与钙离子结合而消耗所致；血糖升高；血气分析指标异常等。

2.影像学检查

（1）腹部 B 超

为首选的影像学诊断方法。可发现胰腺肿胀及是否合并胆道结石。

（2）胸、腹部 X 线平片

可见横结肠、胃十二指肠充气扩张，左侧膈肌抬高，左侧胸腔积液等。

（3）腹部 CT

对确诊和鉴别水肿性还是出血坏死性胰腺炎有重要价值。

（四）心理-社会状况

由于本病病情重、治疗期间病情反复、花费较大，患者悲观、焦虑，家庭经济承受能力及家属的配合程度也极大地影响患者的情绪。

二、常见护理诊断/问题

1.疼痛

与胰腺及其周围组织炎症、胆道梗阻有关。

2.有体液不足的危险

与渗出、出血、呕吐、禁食等有关。

3.营养失调

低于机体需要量，与呕吐、禁食、胃肠减压和大量消耗有关。

4.潜在并发症

MODS、感染、出血、胰瘘或肠瘘。

5.知识缺乏

缺乏疾病防治及康复相关知识。

三、护理措施

（一）一般护理

患者绝对卧床休息，取斜坡位或半卧位，并协助患者变换体位，使之膝盖弯曲、靠近胸部以缓解疼痛；按摩背部，增加舒适感。禁食与胃肠减压，医嘱给予营养支持。保持呼吸道通畅，鼻导管给氧。

（二）防治休克，维持水、电解质平衡

密切观察病情，记录 24 小时出入量，必要时留置尿管，高热者物理降温，体温低者注意保暖。建立两条静脉通道，早期迅速补充液体和电解质，根据情况输给全血、血浆。发生低钙、低钾者及时补充。观察生命体征、面色、神志、尿量，监测中心静脉压，及时发现异常情况。

（三）用药护理

1.镇痛和解痉药

对腹痛较重者遵医嘱给予止痛药，如哌替啶等，勿用吗啡，以免引起 Oddi 括约肌痉挛。可同时给解痉药，如山莨菪碱、阿托品等，以松弛 Oddi 括约肌。

2.抑制胰腺分泌或胰酶活性的药

抑肽酶可抑制胰蛋白酶合成。奥曲肽施他宁则能有效抵制胰腺的外分泌功能。H_2受体阻滞剂，如西咪替丁，可间接抑制胰腺分泌；生长抑素可用于病情比较严重的患者。可遵医嘱选用。

3.抗菌药

早期遵医嘱选用广谱抗菌药或针对革兰阴性菌的抗菌药，如环丙沙星、甲硝唑等，以后根据细菌培养和药敏试验结果选用。

4.中药

呕吐基本控制后，遵医嘱经胃管注入中药，常用复方清胰汤加减。注入后夹管 2 小时。

（四）心理护理

为患者提供安全舒适的环境，了解患者的感受，耐心解答患者的问题，讲解有关疾病治疗和康复的知识，配合患者家属，帮助患者树立战胜疾病的信心。

（五）并发症的观察、预防及护理

1.多器官功能障碍

常见有急性呼吸窘迫综合征和急性肾衰竭。

（1）急性呼吸窘迫综合征

观察患者呼吸型态，根据病情，监测血气分析；若患者出现严重呼吸困难及缺氧症状，给予气管插管或气管切开，应用呼吸机辅助呼吸并做好气道护理。

（2）急性肾衰竭

详细记录每小时尿量、尿比重及 24 小时出入水量。遵医嘱静脉滴注碳酸氢钠，应用利尿剂或作血液透析。

2.感染

主要措施包括：加强观察和基础护理；监测患者体温和血白细胞计数；协助并鼓励患者定时翻身，深呼吸、有效咳嗽及排痰；加强口腔和尿道口护理；维持有效引流；合理应用抗菌药。

3.出血

重症急性胰腺炎可引起应激性溃疡出血。应定时监测血压、脉搏；观察患者的排泄物、呕吐物和引流液色泽。若引流液呈血性，并有脉搏细速和血压下降，可能为大血管受腐蚀破裂引起的继发出血；若因胰腺坏死引起胃肠道穿孔、出血，应及时清理血迹和引流的污物，立即通知医师，遵医嘱给予止血药和抗菌药等，并作好急诊手术止血的准备。

4.胰瘘、胆瘘或肠瘘

若从腹壁渗出或引流出无色透明或胆汁样液体时应疑为胰瘘或胆瘘；若腹部出现明显的腹膜刺激征，且引流出粪汁样或输入的肠内营养样液体时，则要考虑肠瘘。应密切观察引流液的色泽和性质，动态监测引流液的胰酶值；注意保持负压引流通畅和引流管周围皮肤干燥，必要时涂以氧化锌软膏。

（六）引流管护理

包括胃管、腹腔双套管、T 形管、空肠造瘘管、胰引流管、导尿管等。应分清每根导管的名称和部位，贴上标签后与相应引流装置正确连接固定。防止引流管扭曲、堵塞和受压。定期更换引流瓶、袋，注意无菌操作，分别观察记录各引流液的颜色、性质和引流量。

腹腔双套管灌洗引流护理：①持续腹腔灌洗，以释放腹腔内渗出物，可在生理盐水内加抗生素，以维持 20~30 滴/分为宜，冲洗液现配现用。②保持通畅，维持一定的负压，但吸引力不宜过大，以免损伤组织和血管。若有坏死组织脱落、稠厚脓液或血块堵塞管腔，可用 20ml 生理盐水缓慢冲洗，无法疏通时在无菌条件下更换内套管。③观察并准确记录 24 小时引流液的色、质量，引流液开始为暗红色混浊液体，内含血块及坏死组织，2~3 日后颜色渐淡、清亮。若引流液呈血性，并有休克征兆，应考虑大血管糜烂出血，立即通知医师处理，并积极做好紧急手术的准备；若引流液含有胆汁、胰液或肠液，应考虑胆瘘、肠瘘或胰瘘的可能。④动态监测引流液的胰淀粉酶值并做细菌培养。⑤保护引流管周围皮肤：引流管周围皮肤涂氧化锌软膏，防止胰液腐蚀。⑥拔管护理：患者体温正常并稳定 10 日左右，血白细胞计数正常，腹腔引流少于每天 5ml，引流液的淀粉酶值正常后可考虑拔管。拔管后注意拔管处伤口有无渗漏，若有渗出应及时更换敷料。

四、健康指导

1.告知患者戒酒并养成良好的饮食习惯，规律饮食。高脂血症者，应长期服降脂药，并摄入低脂、清淡饮食。

2.帮助患者及家属正确认识胰腺炎，强调预防复发的重要性；强调积极治疗胆道结石和胆道疾病的重要性。

3.出院后4~6周内，避免负重和过度疲劳。定期随访，如并发胰腺囊肿、胰瘘等症者应及时就医。

第八章　外周血管疾病患者的护理

第一节　下肢静脉曲张

下肢静脉曲张是指下肢浅静脉伸长、迂曲和扩张，呈曲张状态。按其发病原因，可分为单纯性（原发性）和继发性（代偿性）两类。单纯性下肢静脉曲张最多见，其中以左下肢大隐静脉曲张为多。青壮年居多。

一、护理评估

（一）健康史

静脉壁薄弱、静脉瓣膜缺陷以及浅静脉内压力升高，是引起浅静脉曲张的主要原因。

1.先天发育异常

静脉壁薄弱和静脉瓣膜稀少或缺如，与遗传因素有关。

2.后天致病因素

任何加强血管内血柱的重力作用的因素，如长时间站立工作、重体力劳动、妊娠、慢性咳嗽、习惯性便秘等，都可造成下肢浅静脉内压力升高，促使静脉管腔扩大，以致静脉瓣膜关闭不全，血液倒流，久之浅静脉就会逐渐延长、迂曲并扩张，形成静脉曲张。当循环血量经常超过回流的负荷，亦可导致静脉内压力升高，静脉扩张，从而形成静脉瓣膜相对关闭不全。

（二）身体状况

主要表现为患者小腿可见浅静脉扩张迂曲、隆起，似蚯蚓状，直立时更明显。早期，站立过久或走路时间较长时，常感下肢沉重酸胀、麻木和疼痛、易疲劳。后期，深静脉和交通静脉瓣膜功能破坏后，曲张静脉明显隆起，蜿蜒成团，并可出现踝部轻度肿胀和足靴区皮肤营养不良的变化，包括皮肤萎缩脱屑、瘙痒、干燥、毛发脱落、色素沉着足背部水肿、湿疹或溃疡等。主要并发症包括：①足靴区湿疹或慢性小腿溃疡：由于皮肤营养障碍引起。②血栓性浅静脉炎：曲张的静脉内血流迟缓，易致血栓形成及非感染性静脉炎。③曲张静脉破裂出血：多发生于足靴区及踝部，因外伤所致。

（三）辅助检查

1.特殊检查

为鉴别静脉曲张的性质，需做下列检查以了解深静脉回流情况、浅静脉与交通静脉瓣膜功能。

（1）大隐静脉瓣膜功能试验（Trendelenburg test）　患者平卧，抬高下肢，使浅静脉排空，在大腿根部扎上止血带，压迫大隐静脉，然后让患者站立，10 秒内释放止血带，如出现自上而下的静脉逆向充盈，提示瓣膜功能不全。同理，在腘窝部扎上止血带，可以检测小隐静脉瓣膜的功能。如在未放开止血带前，止血带下方的静脉在 30 秒内已充盈，则表明有交通静脉瓣膜关闭不全。

（2）深静脉通畅试验　用止血带阻断大腿浅静脉主干，嘱患者用力踢腿或做下蹲运动 10 余次。此时由于小腿肌泵收缩迫使静脉血液向深静脉回流，使曲张静脉排空。如在活动后浅静脉曲张更为明显，张力增高，甚至有胀痛，则表明深静脉不通畅。

（3）交通静脉瓣膜功能试验　患者仰卧，抬高受检下肢；在大腿根部扎止血带。然后从足趾向上至腘窝缚缠第一根弹力绷带，再自止血带处向下，扎上第二根弹力绷带。让患者站立，一边向下解开第一根弹力绷带，一边向下继续缚缠第二根弹力绷带，如果在两根弹力绷带之间的间隙内出现曲张静脉，即意味着该处有功能不全的交通静脉。

2.影像学检查

（1）下肢静脉造影术　可观察下肢静脉是否通畅，静脉的形态改变、瓣膜的位置和形态。在深静脉逆行造影时，若见到造影剂向远段逆流，提示深静脉功能不全，而非原发性下肢静脉曲张。

（2）血管超声检查　超声多普勒血流仪能确定静脉反流的部位和程度，超声多普勒显像仪可以观察瓣膜关闭活动及有无逆向血流。

（四）心理-社会状况

下肢静脉曲张是否影响生活与工作；慢性溃疡、创面经久不愈造成患者的紧张不安和焦虑；患者对本病预防知识的了解程度。

二、常见护理诊断/问题

1.活动无耐力

与下肢静脉瘀血有关。

2.皮肤完整性受损

与皮肤营养障碍及并发感染有关。

3.潜在并发症

湿疹、小腿慢性溃疡、急性出血、血栓性浅静脉炎，术后有并发出血、感染的危险。

三、护理措施

（一）非手术治疗与术前护理

1.一般护理

抬高患肢、手术前数日抬高患肢 20°~30° 可减轻症状，利于手术后切口愈合，尤其是合并下肢水肿者。下床活动时应指导患者穿弹力袜或用弹力绷带。

2.术前准备

下肢静脉曲张并发小腿溃疡并有急性水肿者，应予卧床休息，用 3%硼酸溶液湿敷或生理盐水纱布换药，保持创面清洁；同时作创面细菌培养及抗生素敏感试验，手术前开始用药。手术日晨将溃疡处再换药 1 次，并用无菌治疗巾包好，以免污染手术野。认真做好足部皮肤清洁与手术野皮肤准备工作。注意清洗肛门和会阴部。若手术中需植皮时，还应做好供皮部位的皮肤准备。手术前 1 日用甲紫或记号笔画出曲张静脉的行径。硬化剂注射疗法的患者，注射部位以无菌敷料覆盖，弹力绷带包扎。

（二）术后护理

1.一般护理

对行大隐静脉高位结扎加分段剥脱术后的患者，24~48 小时内给予止痛剂。手术后应抬高患肢 20°~30°，同时作踝部伸屈运动，以促进静脉血回流；手术后将患肢用弹性绷带自足背向大腿方向加压包扎，防止静脉剥脱部位出血。要注意保持弹性绷带适宜的松紧度。如无异常情况，手术后 24~48 小时后即应鼓励患者下地行走。但要避免过久站立、静坐或静立不动。

2.病情观察

手术后第 1 天患侧足背若有水肿，多因静脉回流不畅或患肢绷带加压包扎过紧所致。如患肢疼痛应及时松开弹力绷带重新包扎，或穿弹力袜。发现有局部出血、感染或血栓性静脉炎等并发症的征象时，应及时报告医生，并协助妥善处理。

3.并发症的观察、预防及护理

（1）术后早期活动　患者卧床期间指导其作足部伸屈和旋转运动；术后24小时鼓励患者下地行走，促进下肢静脉回流，避免深静脉血栓形成。

（2）保护患肢　活动时避免外伤引起曲张静脉破裂出血。

四、健康指导

1. 指导患者进行适度的体育锻炼，增加血管壁的弹性。

2. 指导患者正确使用弹性绷带及弹力袜。

3. 平时应间歇抬高患肢，避免久站或久坐，以防静脉回流障碍时发生足部水肿。

4. 不要用过紧的腰带和紧身衣物。

5.保持大便通畅，避免肥胖。

第二节　血栓闭塞性脉管炎

血栓闭塞性脉管炎（thromboangitis obliterans，Buerger disease）是一种累及血管的炎症性、节段性和周期发作的慢性闭塞性疾病。主要侵及四肢中、小动静脉，尤其是下肢血管。好发于男性青壮年。

本病病变呈节段性分布，两段之间的血管比较正常。早期以血管痉挛为主，继而发生血管壁全层非化脓性炎症改变，有广泛的淋巴细胞浸润及内皮细胞和成纤维细胞增生。血管内膜增厚并有血栓形成，导致血管狭窄，甚至完全闭塞。后期，炎症消退，血栓机化，新生毛细血管形成。病变晚期动脉周围有广泛纤维组织形成，常包埋静脉和神经，形成硬索状物。虽有侧支循环建立，但不足以代偿，因而闭塞血管远端的组织可出现缺血性改变。

一、护理评估

（一）健康史

血栓闭塞性脉管炎的病因尚未完全明确，目前认为与两方面因素有关。

1.外来因素

主要有吸烟、寒冷与潮湿的生活环境，慢性损伤和感染。

2.内在因素

自身免疫功能紊乱，如性激素和前列腺素失调以及遗传因素。上述诸因素中，主动与被动吸烟是导致本病发生和发展的重要环节。多数患者有吸烟史，戒烟可使病情缓解，再度吸烟常使病情反复。在患者的血清中有抗核抗体存在，罹患动脉中发现免疫球蛋白和 C_3 复合物，因此免疫功能紊乱可能是本病发病的重要因素。

（二）身体状况

起病隐匿，进展缓慢，常呈周期性发作，经过较长时间后症状逐渐明显并加重。按病变发展程度，临床上可分为四期：

1. Ⅰ期

无明显临床症状，或只有患肢麻木、发凉、针刺等异常感觉，患肢皮肤温度稍低，色泽较苍白，足背和（或）胫后动脉搏动减弱。此期患肢动脉已有局限性狭窄病变。

2. Ⅱ期

以患肢活 动后出现间歇性跛行为突出症状。患肢皮肤温度降低、色泽更为苍白，同时出现皮肤干燥、趾（指）甲增厚变形；小腿肌萎缩；足背或胫后动脉搏动消失。动脉狭窄的范围与程度均超过Ⅰ期，患肢依靠侧支循环维持血供。

3.Ⅲ期

以缺血性静息痛为主要症状。在Ⅱ期症状加重的基础上，患者出现持续性剧烈疼痛，夜间更甚，迫使患者屈膝抚足，不能入睡。动脉广泛、严重狭窄，仅靠侧支循环无法代偿肢体静息时的血供，组织濒临坏死。

4.Ⅳ期

以出现趾（指）端发黑、干瘪、坏疽和溃疡为主要症状。临床症状继续加重，疼痛剧烈。若继发感染，则干性坏疽转为湿性坏疽，患者可有高热、烦躁等全身中毒症状，病程长者伴消瘦、贫血。此期侧支循环供血已不能维持组织存活。

（三）辅助检查

1.一般检查

（1）测定跛行距离和跛行时间。

（2）皮肤温度测定

双侧肢体对应部位皮肤温度相差2℃以上，提示皮温降低侧有动脉血流减少。

（3）肢体抬高试验（Buerger 征）

让患者平卧，抬高患肢 70° ~80° ，持续 60 秒后观察足部皮肤色泽变化。若出现足趾皮肤呈苍白或蜡黄色、自觉麻木疼痛时，提示动脉供血不足。再让患者坐起，下肢自然下垂于床沿，正常人皮肤色泽可在 10 秒内恢复正常。若超过 45 秒且皮肤色泽不均匀，进一步提示患肢动脉供血障碍。

（4）检查患肢远端动脉搏动情况

若搏动减弱或不能扪及常提示血流减少。

2.影像学检查

（1）超声多普勒检查

可显示动脉的形态、直径和流速、血流波形等。

（2）肢体血流图

有助于了解肢体血流通畅情况。

（3）动脉造影检查

可以确定动脉阻塞的部位、范围、侧支循环建立等情况。

（四）心理-社会状况

由于疾病引起的疼痛剧烈，一般止痛剂难以奏效，应用吗啡类多数患者可出现药物成瘾；血管搭桥术后人工血管有形成血栓的危险，且费用高，患者负担重。因此，患者多情绪不稳定，性情暴躁，常有焦虑、悲观，对治疗和生活丧失信心等。

二、常见护理诊断/问题

1.疼痛

与肢端缺血有关。

2.外周组织灌注无效

与动脉闭塞性病变有关。

3.焦虑

与对疾病缺乏正确认识有关。

4.潜在并发症

感染性休克、肢端坏疽。

三、护理措施

（一）非手术治疗与术前护理

1.一般护理

（1）绝对戒烟

告知患者吸烟的危害，消除烟碱对血管的收缩作用。

（2）肢体保暖

告知患者应注意肢体保暖，避免寒冷刺激，但应避免热水袋或热水给患肢直接加温。

（3）保持足部清洁、干燥

每天用温水洗脚。

（4）促进侧支循环，提高活动耐力

1）步行　鼓励患者坚持每天多走路，行走时以出现疼痛时的行走时间和行走距离作为活动量的指标，以不出现疼痛为度。

2）指导患者进行 Buerger 运动　①平卧位：抬高患肢 45° 以上，维持 2~3 分钟；②坐位：双足自然下垂 2~5 分钟，作足背屈、跖屈和旋转运动；③患肢平放休息 2 分钟；如此反复练习 5 次，每天数次；④腿部发生溃疡及坏死、动脉或静脉血栓形成时，不宜运动。

2.心理护理

由于患肢疼痛和肢端坏死使患者备受病痛折磨，通过护患交流，帮助患者消除悲观情绪，树立信心，促进身心健康的恢复。

3.病情观察

在 15~20℃室温条件下，患肢皮温常较正常侧低 2℃以上。应定期用半导体测温计测量肢体皮肤温度，两侧对照，并记录，以观察疗效。

4.用药护理

早期轻症患者，可口服烟酸或静脉滴注妥拉唑林、硫酸镁等扩血管药物，以缓解血管痉挛；应用低分子右旋糖酐，以减少血液黏滞度和改善微循环；中医中药治疗也有一定效果。对疼痛剧烈的中、晚期患者，常需使用麻醉性镇痛药物，但应避免成瘾。对疼痛难以解除者，可采用连续硬膜外阻滞止痛。

5.对症护理

保护患肢，防止外伤，有足癣者宜及时治疗。对已发生坏疽部位，应保持干燥，用 75% 乙醇消毒后无菌敷料包扎。对感染创面，可选用敏感的抗生素湿敷。伴有明显全身感染中毒症状者，及时使用有效抗生素控制感染。

（二）术后护理

1.一般护理

（1）体位　血管造影术后患者应平卧位，穿刺点加压包扎 24 小时，患肢制动 6~8 小时，患侧髋关节伸直、避免弯曲，以免降低加压包扎的效果。静脉手术后抬高患肢 30°，制动 1 周；动脉手术后患肢平放、制动 2 周。自体血管移植术后愈合较好者，卧床制动时间可适当缩短。患者卧床制动期间应做足部运动，促进局部血液循环。

（2）促进造影剂排泄的措施　血管造影术后鼓励患者多喝水，以促进造影剂的排泄，必要时可给予补液。

2.并发症的观察和护理

密切观察患肢远端皮肤温度色泽、动脉搏动。若出现肢端疼痛、麻木、苍白、动脉搏动减弱或消失时，应考虑血管重建手术部位可能发生血管痉挛或继发血栓形成，及时报告医生处理。对施行抗凝治疗的患者，要注意观察切口有无渗血和全身出血倾向。

四、健康指导

1.绝对戒烟，以消除烟碱对血管的刺激。告知患者能否坚持戒烟，将直接关系到本病的预后，以取得患者的合作。

2.指导患者进行肢体运动，以促进侧支循环建立。

3.让患者了解本病的相关知识。

4.注意保护患肢，避免外伤。同时改变不良的生活习惯和生活方式。

参考文献

[1]王晓艳.临床外科护理技术[M].长春：吉林科学技术出版社，2019.10
[2]赵霞.临床外科护理实践[M].武汉：湖北科学技术出版社，2018.8
[3]朱翠英.现代临床外科护理路径[M].长春：吉林科学技术出版社，2019.8
[4]郭秀兰.新编实用临床外科护理知识[M].长春：吉林科学技术出版社，2019.4
[5]杨志敏.实用临床外科护理[M].长春：吉林科学技术出版社，2019.3
[6]赵楠.现代临床外科护理进展集萃[M].石家庄：河北科学技术出版社，2017.5
[7]石兰萍.临床外科护理基础与实践[M].北京：军事医学科学出版社，2016.12
[8]吴蓓雯.临床外科护理手册[M].上海：上海世界图书出版公司，2015.8
[9]韩成珺.外科临床治疗与护理[M].武汉：湖北科学技术出版社，2017.7
[10]苏丽萍.外科临床及护理[M].北京：原子能出版社，2018.7
[11]李永娟.外科常见病护理临床实践[M].汕头：汕头大学出版社，2019.9
[12]刘巍.实用临床内科及护理[M].汕头：汕头大学出版社，2019.5
[13]李雪莲.临床内科护理摘要[M].长春：吉林科学技术出版社，2019.6
[14]赵风琴.现代临床内科护理与实践[M].汕头：汕头大学出版社，2019.10
[15]李佳敏.手术室护理[M].北京：北京出版社，2015.4
[16]高艳敏.手术室护理[M].北京：科学技术文献出版社，2018.9
[17]刘莹.现代手术室护理关键[M].天津：天津科学技术出版社，2018.3
[18]刘英.临床手术室护理实践指南[M].天津：天津科学技术出版社，2018.7
[19]刘春红.手术室护理技术与临床实践[M].长春：吉林科学技术出版社，2017.6
[20]王宇.手术室护理技术手册[M].北京：人民军医出版社，2016.6